V&R

Kevin Dadaczynski / Heinz Witteriede

Das Q^{GPS}-Verfahren:

Qualitätsentwicklung gesundheitsbezogener
Programme in Schulen

Mit 3 Abbildungen und 10 Tabellen

Vandenhoeck & Ruprecht

Mit Unterstützung von:

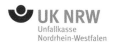

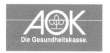

Bibliografische Information der Deutschen Nationalbibliothek

Die Deutsche Nationalbibliothek verzeichnet diese Publikation in der Deutschen Nationalbibliografie; detaillierte bibliografische Daten sind im Internet über http://dnb.d-nb.de abrufbar.

ISBN 978-3-525-40448-5
ISBN 978-3-647-40448-6 (E-Book)

Satz: SchwabScantechnik, Göttingen
Druck und Bindung: Memminger MedienCentrum, Memmingen

Gedruckt auf alterungsbeständigem Papier.

Inhalt

Vorwort

Schulen sind in erster Linie Bildungseinrichtungen. Allerdings können sie als Organisationen in erheblichen Umfang zum Wohlbefinden und zur Gesunderhaltung aller in ihr arbeitenden, lernenden und lehrenden Menschen beitragen. Gesundheit erhält deshalb inzwischen im Bildungskontext einen zunehmend zentralen Stellenwert, sowohl als Grundlage für gelingendes Lehren und Lernen als auch als eine Zielsetzung von Bildung.

Vor diesem Hintergrund erscheint es nur folgerichtig, dass die Kultusministerkonferenz in ihren »Empfehlungen zur Gesundheitsförderung und Prävention in der Schule« vom 15.11.2012 festgestellt hat, dass Gesundheitsförderung und Prävention integrale Bestandteile von Schulentwicklung sind. Damit wird auch wissenschaftlichen Erkenntnissen Rechnung getragen, die deutliche Zusammenhänge zwischen Lebensbedingungen, Gesundheit und Bildungserfolg belegen. Des Weiteren empfiehlt die Kultusministerkonferenz, die Kompetenzen und die Ressourcen außerschulischer Partner zu nutzen und regionale oder landesweite Kooperationen zu schließen.

Unbestritten ist zudem auch, dass der Qualitätssicherung im Bereich von Gesundheitsförderung und Prävention ein zunehmend höherer Stellenwert beigemessen werden muss. So gilt bereits seit vielen Jahren, dass die in § 20 SGB V festgelegten Mittel der Gesetzlichen Krankenkassen nur für solche Gesundheitsförderungs- und Präventionsmaßnahmen verwendet werden dürfen, die den vereinbarten Qualitätskriterien entsprechen. Für individuelle Maßnahmen wie Präventionskurse in den Bereichen Bewegung, Ernährung und Entspannung/Stressbewältigung existieren bereits erprobte Qualitätsprüfungsverfahren, die insbesondere von den Krankenkassen bei der Anerkennung von Angeboten und Anbietern von Präventionsmaßnahmen zum Einsatz kommen. Für gesundheitsbezogene Programme in Schulen werden bislang verschiedene setting- oder programmbezogene Verfahren mit unterschiedlichem Fokus eingesetzt. Es gibt allerdings bisher kein Verfahren, dass Programme und Projekte konkret hinsichtlich ihrer Qualität in Bezug auf das Setting Schule bewertet. Bei dem nun von Kevin Dadaczynski und Heinz Witteriede entwickelten Verfahren zur

Qualitätsentwicklung gesundheitsbezogener Programme in Schulen (Q^{GPS}) handelt es sich erstmals um ein settingspezifisches Verfahren, mit dem der Nutzen gesundheitsförderlicher und präventiver Programme für die Gesundheits- und Bildungsqualität von Schulen im Sinne des Ansatzes der guten gesunden Schule bewertet werden kann. Die Autoren orientieren sich dabei an den Dimensionen Konzept-, Struktur-, Prozess- und Ergebnisqualität. Sie gehen davon aus, dass die Qualität von Projekten und Programmen für Schulen und damit die Aussicht auf eine erfolgreiche Programmdurchführung wesentlich davon abhängen, in wie weit spezifische schulische Anforderungen und Bedarfe erfüllt werden.

Das Q^{GPS}-Verfahren wurde von Gesundheitsfachkräften der AOK Niedersachsen und der Unfallkasse Nordrhein Westfalen erprobt und anschließend auf der Grundlage dieser Anwendererfahrungen von den Autoren zur vorliegenden Version weiterentwickelt. Entstanden ist daraus ein praxistaugliches Instrument zur qualitativen Bewertung von gesundheitsbezogenen Programmen in Schulen.

Auftraggeber für die Entwicklung des Q^{GPS}-Verfahrens waren die Unfallkasse Nordrhein-Westfalen und die Kooperationspartner von »die initiative – Gesundheit – Bildung – Entwicklung« (www.dieinitiative.de): die AOK Niedersachsen, die Landesvereinigung für Gesundheit und Akademie für Sozialmedizin Niedersachsen e. V., das Zentrum für Angewandte Gesundheitswissenschaften an der Leuphana Universität Lüneburg, der Gemeinde-Unfallversicherungsverband Hannover, die Landesunfallkasse Niedersachsen sowie die Bertelsmann Stiftung. Für die beteiligten Sozialversicherungsträger, die oftmals auch Kostenträger von gesundheitsbezogenen Programmen in Schulen sind, ist die Entwicklung eines solchen Qualitätsverfahrens wichtig. Einerseits ist es erforderlich, mit einem handhabbaren Instrument selbst eine qualitative Einordnung existierender Programme vornehmen zu können – nicht zuletzt als Grundlage für Entscheidungen zur Kostenübernahme. Andererseits besteht die Absicht, mit den zugrunde liegenden Kriterien auch einen eigenen Beitrag zur qualitativen Weiterentwicklung von gesundheitsbezogenen Programmen zu leisten. Bereits seit vielen Jahren ist die AOK Niedersachsen an Aktivitäten zur Qualitätssicherung und -entwicklung beteiligt. So gehört sie zu den Gründungsmitgliedern von »die initiative – Gesundheit – Bildung – Entwicklung«, die sich ausdrücklich die Verbesserung von Gesundheits- und Bildungsqualität zum Ziel gesetzt hat. Darüber hinaus ist die AOK Niedersachsen maßgeblich an der niedersachsenweiten Umsetzung von Gesundheitsmanagement in Schulen im Rahmen des Programms »gesund leben lernen« beteiligt und hat die Evaluation des Einsatzes der Balanced Scorecard in Schulen unterstützt.

Die Unfallkasse Nordrhein Westfalen engagiert sich im Rahmen ihres gesetzlichen Auftrags für die Realisierung guter gesunder Schulen in Nordrhein-Westfalen. Sie unterstützt Schulen in ihrer gesundheitsförderlichen Schulentwicklung durch Programme (z. B. MindMatters), Schulentwicklungsberatung und -begleitung und Qualifizierungsangebote, insbesondere für schulische Führungskräfte. Sie ist mit verschiedenen Krankenkassen und dem nordrhein-westfälischen Ministerium für Schule und Weiterbildung Träger des Landesprogramms »Bildung und Gesundheit«. Zudem zeichnet die Unfallkasse Nordrhein-Westfalen jährlich nordrhein-westfälische Schulen, die Gesundheit und Sicherheit in die Entwicklung ihrer Qualität im besonderen Maße integrieren, mit dem Schulentwicklungspreis »Gute gesunde Schule« aus.

Wir sind überzeugt, dass dieses Buch und das darin beschriebene Verfahren, einen wirksamen und nachhaltigen Beitrag zur Qualitätsentwicklung und -sicherung in der schulischen Gesundheitsförderung und Prävention leisten wird und dazu beitragen kann, diese noch wirksamer zu gestalten. Für ihren Einsatz und ihre Arbeit gebührt den Autoren dieses Buchs unser Dank.

Dr. h. c. Heinz Hundeloh

Leiter des Bereichs Bildungseinrichtungen der Unfallkasse Nordrhein-Westfalen und des Fachbereichs Bildungseinrichtungen der Deutschen Gesetzlichen Unfallversicherung (DGUV)

Horst Rauland

Geschäftsführer Gesundheitsmanagement Prävention bei der AOK Niedersachsen

1 Einleitung

Gesundheitsförderung und Prävention sind in den letzten fünfundzwanzig Jahren zu einem bedeutenden Handlungsfeld im deutschen Gesundheitswesen geworden. Diese Entwicklung geht auf die 1986 in Ottawa verabschiedete gleichnamige Charta der Weltgesundheitsorganisation zurück. Hiermit einhergehend haben auch Themen wie Qualität, Evaluation oder Evidenzbasierung eine beachtliche Konjunktur erfahren. War es in der Anfangsphase der Gesundheitsförderung ausreichend überhaupt gesundheitsförderliche Aktivitäten zu initiieren (Ruckstuhl et al., 2001), werden entsprechende Maßnahmen heute vermehrt an anerkannten Qualitätsanforderungen gemessen.

So haben die unterschiedlichen Akteure und Zielgruppen zunehmend klare Erwartungen und Bedürfnisse bezüglich der durch sie finanzierten, entwickelten und genutzten gesundheitsrelevanten Interventionen (Kolip u. Müller, 2009; Rosenbrock, 2004). Während die jeweiligen Träger wollen, dass die von ihnen eingesetzten Mittel gewinnbringend und unter der Maßgabe eines möglichst günstigen Ressourcenverbrauchs eingesetzt werden, erhoffen sich die Anbieter[1], dass die durch sie entwickelten Maßnahmen wie geplant umgesetzt und von der Zielgruppe angenommen sowie die intendierten Ziele erreicht werden. Die Nutzer hingegen erwarten, dass sich die von ihnen aufgebrachte Zeit und investierten Mühen bezahlt machen und ihnen ein positives Nutzenverhältnis erwächst.

Grundsätzlich gilt hierbei, dass sich die Qualität solcher Interventionen nur unter Rückgriff auf den jeweiligen Kontext angemessen bestimmen lässt. Daher wurden in der Vergangenheit bereits erste Qualitätsverfahren und -instrumente entwickelt, bei denen der Kontext einen zentralen Stellenwert einnimmt (siehe u. a. BKK, 1999; Paulus u. Michaelsen-Gärtner, 2008; Peters et al., 2004). So ist auch dieses Verfahren von der Auffassung geprägt, dass die Qualität einer gesundheitsrelevanten Intervention im Setting Schule von dem Aus-

---

1 In jenen Fällen, in denen eine geschlechtsneutrale Formulierung nicht möglich war, wurde das maskuline Genus verwendet, womit selbstverständlich immer das weibliche Geschlecht mit gemeint ist.

maß bestimmt wird, inwieweit diese an den spezifischen schulischen Bedingungen, Merkmalen, Aufgabenstellungen und Zielsetzungen ausgerichtet ist.

Ein Beispiel soll diese Position veranschaulichen: Schulen kommt ein genuiner Bildungs- und Erziehungsauftrag zu. Diesen zu verwirklichen ist eine ihrer gesellschaftlichen Kernaufgaben. Das Thema Gesundheit ist dabei nicht von prioritärer Bedeutung, sondern wird für Schulen oftmals erst im Rahmen gesetzlicher Bestimmungen zur Gesundheitsbildung relevant (Michaelsen-Gärtner u. Witteriede, 2010). Werden entsprechende Interventionen jedoch vor dem Hintergrund der Fragestellung reflektiert, inwiefern Gesundheit einen Beitrag zur Verwirklichung des Bildungs- und Erziehungsauftrags von Schulen leisten kann, so wird Gesundheit nicht als Selbstzweck betrachtet, sondern erhält seine Legitimation über den der Schule genuin zugrunde liegenden Zweck[2]. Es ließen sich eine Reihe weiterer Beispiele anfügen, wie die spezifischen schulischen Organisationsmerkmale und -routinen (z. B. Zeitpläne, curriculare und außercurriculare Angebote sowie Zuständigkeiten). Erweisen sich die Merkmale der Intervention als inkompatibel mit denen des Durchführungssettings (Zeitplan, Fächer, Zielgruppen etc.), so kann dies erhebliche Realisierungsschwierigkeiten und somit letztlich qualitative Einbußen der Intervention zur Folge haben. Vor diesem Hintergrund scheint es angezeigt, ein spezifisches Qualitätsverfahren für das Setting Schule zu entwickeln. Während sich die derzeit für dieses Setting verfügbaren Qualitätsinstrumente und -verfahren vorrangig auf die Qualität der Organisation selbst konzentrieren, stellen Ansätze zur Bestimmung der Qualität von schulischen Programmen der Gesundheitsförderung und Prävention bisher eher die Ausnahme dar (siehe z. B. Dadaczynski et al., 2010; Peters et al., 2004). Das Q[GPS]-Verfahren setzt genau hier an. Es fokussiert auf gesundheitsbezogene Programme in Schulen.

In diesem Manual sind das Verfahren und seine Anwendungsbezüge detailliert dargestellt sowie Instruktionen zur Anwendung und Auswertung gegeben. Die Beschreibung der zentralen Qualitätsbegriffe und des zugrunde liegenden Qualitätsmodells dienen der Herstellung von größtmöglicher Transparenz und Nachvollziehbarkeit. Ein Beispiel verdeutlicht, wie das Qualitätsverfahren in der Praxis eingesetzt werden kann. Um die Anwendung zu erleichtern und eine größtmögliche Reliabilität zu erreichen, wurden eine ausführliche Beschreibung der Qualitätsmerkmale sowie detaillierte Vorgaben für deren Bewertung angefertigt. Zusätzlich sind zentrale Fachbegriffe in einem Glossar erläutert. Daneben stehen auf den Internetseiten www.qgps.de und www.v-r.de eine am Computer ausfüllbare Version der Q[GPS]-Checkliste sowie weitere Informationen zur Verfügung.

---

2 Die Orientierung am Bildungs- und Erziehungsauftrag ist der zentrale Ausgangspunkt des Ansatzes der guten gesunden Schule (Paulus, 2003).

2 Zum Zusammenhang von Gesundheit und Bildung in Schulen

Da Schulen primär Bildungs- und Erziehungsinstitutionen sind, gilt es zunächst, Argumente zu sammeln, warum sie auch ein geeigneter Ort für die Durchführung von Maßnahmen der Gesundheitsförderung und Prävention sein können. Obgleich viele Schulen Gesundheitsförderung und Prävention bereits als Teil eines umfassenden, an den Bedürfnissen der Kinder und Jugendlichen orientierten Bildungsauftrags verstehen, gibt es ebenso eine Reihe von Schulen, welche Gesundheit als eher nachrangiges Themenfeld betrachten. Begründet werden solche Prioritätensetzungen oftmals damit, dass es sich Schulen im Zuge der zunehmenden Leistungsorientierung nicht leisten können, außercurriculare Themen wie Gesundheit zu bedienen. Gesundheit bzw. die in gesundheitsbezogene Maßnahmen investierte Zeit wird somit als Gefährdung für die Erreichung von Bildungszielen gesehen.

Vor allem in den letzten Jahren sind jedoch eine Reihe von Forschungsarbeiten entstanden, welche belegen, dass Gesundheit und Bildung nicht losgelöst voneinander zu betrachten sind. Dabei können im schulischen Kontext grundlegend drei Zusammenhangshypothesen unterschieden werden:

1. *Bildung hat einen Einfluss auf Gesundheit:* Grundannahme ist hier, dass sich ungünstige Schulergebnisse (z. B. eine schlechte Note in einer Klassenarbeit) negativ auf das gesundheitliche Befinden von Schülerinnen und Schülern auswirken können. In der Tat finden sich in der Forschung einige Befunde, die diese Hypothese bestätigen können. So gehen Roeser, Eccles und Stroebel (1998) davon aus, dass Erlebnisse von Schulversagen negative Gefühlszustände wie Angst, Hoffnungslosigkeit oder Frustration hervorrufen können, welche die Entstehung von psychischen Problemen begünstigen. Diese durch schlechte Schulnoten ausgelösten Stress- und Angstzustände können nach Krampen (1986) in verschiedene adaptive wie auch maladaptive Bewältigungsformen münden (z. B. positive Leistungsvorsätze, aber auch Selbstbeschuldigung, Resignation, Aggression nach außen). Daneben finden sich ebenfalls Befunde zu eher weit gefassten Bildungsparametern. So kommt Bilz

(2008) in einer Auswertung der Health Behaviour in School-aged Children Study (HBSC-Studie) in Sachsen zu dem Ergebnis, dass emotionale Auffälligkeiten der Schülerinnen und Schüler neben dem Sozialklima ebenfalls durch die schulischen Lernbedingungen (z. B. schulische Überforderung und wahrgenommene Unterrichtsqualität) bestimmt werden. Dieser Einfluss zeigte sich nicht nur im Querschnitt, sondern ebenfalls über einen Verlauf von vier Jahren (d. h. Schüler, die sich in der Klassenstufe 5 durch die Lernbedingungen überfordert fühlten, wiesen in der Klassenstufe 9 auch mehr emotionale Auffälligkeiten auf).

2. *Gesundheit hat einen Einfluss auf Bildung:* An dieser Stelle geht es um die Frage, ob Gesundheit je nach Ausprägung einen positiven oder negativen Einfluss auf Bildungsparameter haben kann. So könnte angenommen werden, dass sich Kinder und Jugendliche mit gesundheitlichen Beeinträchtigungen (z. B. Angst oder Depression) weniger auf den Unterricht konzentrieren können und in der Folge auch schlechtere Schulergebnisse erzielen. Auch hierfür finden sich mittlerweile eine Vielzahl von Studien, welche jedoch mehrheitlich im außereuropäischen Raum durchgeführt wurden. So kommen Suhrcke und de Paz Nieves (2011) in einer aktuellen Übersichtsarbeit zu dem Ergebnis, dass gesundheitliche Risikoverhaltensweisen (Nikotinkonsum, Fehlernährung), Übergewicht und Schlafstörungen einen negativen Einfluss auf die Schulleistung und weitere Bildungsergebnisse haben, während sich für die körperliche Aktivität ein positiver Zusammenhang belegen ließ. Eine aktuelle deutschsprachige Übersicht der internationalen Befundlage findet sich bei Dadaczynski (2012a), welcher die Ergebnisse von 39 Längsschnittstudien in den Themenbereichen Übergewicht, körperliche Aktivität und psychische Gesundheit zusammenfasst. Während sich für Übergewicht/Adipositas ein moderater Zusammenhang mit Schulnoten sowie dem Bildungsstand belegen ließ, verweisen die Befunde auf einen positiven Einfluss von körperlicher Aktivität/körperlicher Fitness auf die schulische Leistung sowie auf die Anzahl schulischer Fehltage. Mit Blick auf die psychische Gesundheit finden sich die stärksten Zusammenhänge für ADHS, während für den Bereich Angst bislang kaum Studien vorliegen, welche aussagekräftige Schlüsse zulassen.

3. *Drittvariablen beeinflussen den Zusammenhang von Gesundheit und Bildung:* Neben direkten Einflüssen wird ebenfalls davon ausgegangen, dass der Zusammenhang von Gesundheit und Bildung durch eine oder mehrere Drittvariablen beeinflusst wird. Von zentraler Bedeutung erweist sich hierbei unter anderem der sozioökonomische Status, welcher im Zusammenhang mit Gesundheit, aber auch dem Bildungserfolg steht. So weisen ver-

schiedene Studien darauf hin, dass der Zusammenhang von Übergewicht und Bildung nach Kontrolle des Sozialstatus deutlich geringer ausfällt oder gar an Signifikanz verliert (z. B. Datar, Sturm u. Magnabosco, 2004). Zudem scheint das Ausmaß an Stigmatisierung von Übergewichtigen (z. B. auch durch Lehrkräfte, Puhl u. Lattner, 2007) sowie psychische Probleme infolge von Übergewicht stärker mit Bildungsparametern in Zusammenhang zu stehen als Übergewicht selbst (siehe z. B. Crosnoe, 2007). Weitere wichtige Drittvariablen, welche in diesem Zusammenhang diskutiert werden, sind unter anderem personale und soziale Ressourcen (Selbstwertgefühl, soziale Unterstützung, siehe Suhrcke u. de Paz Nieves, 2011).

Diese hier in Kurzform skizzierten Befunde belegen eindrücklich, dass Gesundheit und Bildung aufeinander bezogen sind und somit auch in der Schulpraxis[3] nicht isoliert behandelt werden sollten. Die Gesundheit von Kindern und Jugendlichen, so die Befundlage, kann sich positiv wie auch negativ auf bildungsrelevante Indikatoren wie Schulnoten, Abwesenheit von der Schule sowie auch den Schulabschluss oder die Aufnahme eines Hochschulstudiums auswirken. Damit bestätigen die Ergebnisse grundsätzlich den seit einigen Jahren in Deutschland verfolgten Ansatz der guten gesunden Schule (Paulus, 2010). Im Gegensatz zum Vorgängermodell der Gesundheitsfördernden Schule geht es hier viel stärker um den Anspruch, mittels gesundheitsbezogener Interventionen einen positiven Einfluss auf die Erziehungs- und Bildungsqualität von Schulen zu nehmen. Dieser Anspruch ist entsprechend der vorgestellten Studien durchaus gerechtfertigt. Somit lässt sich die eingangs dargestellte Sorge einiger Schulen, dass die in gesundheitsfördernde Maßnahmen investierte Zeit zu Lasten des Bildungserfolgs geht, nicht teilen. Ganz im Gegenteil: Gesundheitsförderliche und präventive Maßnahmen können Schulen in ihrem Kernanliegen, gute Schulergebnisse zu erzielen, wesentlich unterstützen. Dies setzt jedoch voraus, dass gesundheitsbezogene Maßnahmen mit dem Bildungsauftrag und den Qualitätszielen von Schulen verknüpft werden. Nur wenn Schulen den Eindruck gewinnen, dass Gesundheit nicht als Selbstzweck, sondern als Motor für Schulqualität dient, werden sie eher bereit sein, entsprechende Maßnahmen durchzuführen und langfristig zu verankern. Damit einhergehend gilt ebenso,

---

3   So kommt auch das Sekretariat der Ständigen Konferenz der Kultusminister der Länder in der Bundesrepublik Deutschland in seinem aktuellen Empfehlungen zur Gesundheitsförderung und Prävention in Schulen zu der Erkenntnis: »Studien belegen, dass ein deutlicher Zusammenhang zwischen Lebensbedingungen, Gesundheit und Bildungserfolg besteht« (2012, S. 2) und: »Gesundheitsförderung und Prävention sind integrale Bestandteile von Schulentwicklung. Sie […] gehören zum Kern eines jeden Schulentwicklungsprozesses« (2012, S. 3).

dass gesundheitsbezogene Maßnahmen im Rahmen ihrer Evaluation nicht nur eine Gesundheits-, sondern ebenfalls eine Bildungswirksamkeit nachzuweisen haben. Dass dies tatsächlich gelingen kann, darauf verweisen erste internationale Evaluationsbefunde (Murray et al., 2007; Singh et al. 2012). Können Angebote der Gesundheitsförderung und Prävention die genannten Anforderungen erfüllen, so ist ein wichtiger Schritt in Richtung einer nachhaltigen und erfolgversprechenden schulischen Gesundheitsförderung gegangen. Schulen, so die Quintessenz dieses Kapitels, können sowohl aus bildungsbezogener als auch aus gesundheitsbezogener Perspektive durchaus als bedeutsame Orte für die Durchführung von Maßnahmen der Gesundheitsförderung und Prävention gelten.

3 Das Q^{GPS}-Verfahren und seine Anwendungsbezüge

3.1 Was ist das Q^{GPS}-Verfahren?

Das Q^{GPS}-Verfahren stellt ein Instrument zur Qualitätsentwicklung gesundheitsbezogener Programme in Schulen dar. Gegenüber den bislang verfügbaren Qualitätsinstrumenten fokussiert das Q^{GPS}-Verfahren vor allem auf die Passung des Programms mit dem Lern-, Lebens- und Arbeitsraum Schule (zur Begründung der settingspezifischen Fokussierung siehe Kapitel 1). Daraus resultiert, dass in der Bewertung dieser Programme nicht nur die Gesundheits-, sondern auch die Bildungsperspektive und deren Zusammenspiel berücksichtigt werden.

Infobox 1: Gesundheitsbezogenes Programm

Mit dem Begriffskomplex des gesundheitsbezogenen Programms in Schulen ist der Gegenstand dessen, was hinsichtlich seiner Qualität bewertet werden soll, bestimmt. Dabei werden ausschließlich bereits entwickelte und dauerhaft verfügbare Programme bewertet, die dem Erreichen zuvor definierter Ziele mit Gesundheits- und Bildungsrelevanz dienen (siehe Kapitel 2), nicht jedoch Programme, die sich noch im Entwicklungsstadium befinden[4]. Einzuschließende Programme adressieren: a) unterschiedliche Themen wie Ernährung, Bewegung, psychische Gesundheit, sozial-kommunikative Kompetenz, pädagogische Kompetenz etc., und b) eine oder mehrere der in Schule lernenden und arbeitenden Personengruppen (Schüler, Lehrpersonal und pädagogische Mitarbeiter). Zentrale Strategien gesundheitsbezogener Programme sind: a) verhaltensbasierte Ansätze (Beeinflussung individueller Wissensbestände, Einstellungen und Verhaltensweisen), b) verhältnisbasierte Ansätze (Beeinflussung struktureller und physischer Rahmenbedingungen und Prozesse) sowie deren Kombination.

---

4 Solchen Programmen kann die Checkliste des Q^{GPS}-Verfahrens als Orientierung dienen (siehe Kapitel 5).

Qualität wird dabei als ein ganzheitliches Konstrukt verstanden. Die Bestimmung der Qualität von gesundheitsbezogenen Programmen in Schulen kann sich folglich nicht allein durch den Rückgriff auf die Ergebnisse (Wirkungen) beschränken, sondern muss ebenfalls Aspekte der Konzept-, Struktur- und Prozessdimension in den Blick nehmen (siehe ausführlich Kapitel 4).

In einem ersten Schritt der Operationalisierung des Q^{GPS}-Verfahrens sind diesen vier Qualitätsdimensionen insgesamt acht Qualitätsbereiche zugeordnet worden. Jeder Bereich stellt dabei eine qualitätsrelevante Unterkategorie dar, die in einem zweiten Schritt durch ein Set spezifischer Qualitätsmerkmale differenziert wurde. Diese insgesamt 32 Merkmale sind in Form von Fragen formuliert. Zur Beantwortung dieser Fragen stehen standardisierte Auswertungshilfen zur Verfügung. Diese Qualitätsindikatoren erlauben eine standardisierte Feststellung des Erfüllungsgrades der jeweiligen Qualitätsanforderung, welche mit der Vergabe von Punkten verbunden ist (siehe ausführlich Kapitel 6). Zur Veranschaulichung ist die dem Verfahren zugrunde liegende »Qualitätskette« (Qualitätsdimension → Qualitätsbereich → Qualitätsmerkmal → Qualitätsindikator) in Abbildung 1 dargestellt.

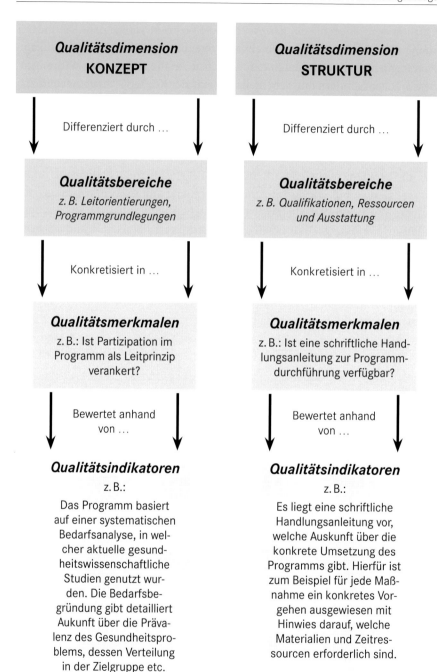

Abbildung 1: Hierarchischer Aufbau des Q^{GPS}-Verfahrens (die Q^{GPS}-Qualitätskette)

Qualitätsdimension **PROZESS**	Qualitätsdimension **ERGEBNIS**

Differenziert durch …   Differenziert durch …

Qualitätsbereiche z. B. Implementierung und Unterstützung	**Qualitätsbereiche** z. B. indirekte und direkte Wirkungen auf Gesundheit/Bildung

Konkretisiert in …   Konkretisiert in …

Qualitätsmerkmalen z. B.: Sind Kernkomponenten und Variationsmöglichkeiten des Programms beschrieben?	**Qualitätsmerkmalen** z. B.: Gibt es Belege für positive Wirkungen auf Bildungsergebnisse?

Bewertet anhand von …   Bewertet anhand von …

Qualitätsindikatoren
z. B.:

Es ist prominent festgehalten, welche Bestandteile den Kern des Programms bilden. Diese Einheiten/Module/Maßnahmen sind als unverzichtbare Programmbestandteile gekennzeichnet, die unverändert durchzuführen sind.

Qualitätsindikatoren
z. B.:

Den Evaluationsergebnissen des Programms lässt sich mindestens eine beabsichtigte positive Wirkung bezüglich der Verbesserung bzw. Erreichung von Bildungsergebnissen entnehmen (z. B. Verbesserung der schulischen Leistungsfähigkeit, Reduzierung der Schulabbruchquote).

3.2 Welchen Nutzen verspricht das Q^{GPS}-Verfahren?

Mit dem Q^{GPS}-Verfahren werden eine Reihe von aufeinander aufbauenden und sich ergänzenden Zielvorstellungen verfolgt, welche im Folgenden skizziert werden:

– Allgemein sollen die im Q^{GPS}-Verfahren formulierten Qualitätsanforderungen eine *systematische Bewertung* gesundheitsbezogener Programme in Schulen ermöglichen. Auf Grundlage standardisierter Qualitätsindikatoren und eines differenzierten Bewertungssystems lassen sich die Qualitätsergebnisse unterschiedlicher Programme objektiv miteinander vergleichen.

– Die Ergebnisse der Qualitätsbewertung sollen zu einer *Steigerung der Transparenz* der Qualität gesundheitsbezogener Programme im Setting Schule beitragen. Eine erhöhte Sichtbarkeit kann unter anderem dadurch hergestellt werden, dass die Qualitätsergebnisse (nach Zustimmung der jeweiligen Anbieter) frei verfügbar gemacht werden (z. B. online). Besonders gut bewertete Programme können zudem durch die Vergabe eines Zertifikats in ihrer Sichtbarkeit hervorgehoben und wertgeschätzt werden.

– Über die Herstellung der Transparenz soll ebenfalls ein Beitrag zur *Verbesserung der Handlungsfähigkeit* von Akteuren im Gesundheits- und Bildungswesen geleistet werden. So können Schulen auf Basis der Qualitätsergebnisse angemessener entscheiden, ob und welches Programm sie einsetzen. Ebenso bieten die Qualitätsergebnisse zum Beispiel Kranken- und Unfallversicherungen eine Entscheidungsgrundlage hinsichtlich einer möglichen Finanzierung eines Programms.

– Mit dem Ziel einer *kontinuierlichen Qualitätsentwicklung* sollen Programme, die mit Hilfe des Q^{GPS}-Verfahrens bewertet wurden, konkrete Entwicklungsimpulse zu ihrer Optimierung erhalten. Hierfür ist es notwendig, dass jeder Programmanbieter eine detaillierte Rückmeldung zu den Stärken und Schwächen seines Angebots erhält. Mit Hilfe dieser differenzierten Rückmeldung sollen die Anbieter motiviert werden, ihr Programm gezielt zu optimieren (siehe Kapitel 6.3). Dies kann durch die Vergabe eines Zertifikats gefördert werden. Auf Basis regelmäßiger Neubewertungen kann dann überprüft werden, welche Qualitätsentwicklung das Programm in der Zwischenzeit geleistet hat.

– Das Q^{GPS}-Verfahren kann weiterhin dazu beitragen, potenziellen Programmentwicklern eine grundlegende *Orientierung für die Entwicklung neuer Programme* zu geben. Diese können systematisch nachvollziehen, welche Bausteine ein qualitätsvolles Programm enthalten sollte und welche Aspekte somit bei der Entwicklung, Implementation und Evaluation zu berücksichtigen sind.

3.3 Wer soll das Q^GPS-Verfahren anwenden?

Als Instrument der Qualitätsentwicklung kann das Q^{GPS}-Verfahren in zweierlei Hinsicht angewendet werden.

Zum einen kann es in Form einer Fremdevaluation eingesetzt werden. Dabei wird die Qualitätsbewertung entsprechender Programme von einer neutralen und fachlich qualifizierten Außenperspektive vorgenommen. Hierzu gehören unter anderem Kranken- und Unfallversicherungsträger, Verbände und Vereinigungen, Beratungsstellen, aber auch ministerielle Behörden und wissenschaftliche Einrichtungen. Eine weitere relevante Zielgruppe sind darüber hinaus Schulen, welche oftmals vor dem Problem stehen, angesichts der Vielzahl der ihnen von externer Stelle angebotenen Programme ein für sie geeignetes Angebot auszuwählen. Somit ist das Q^{GPS}-Verfahren vor allem für jene Schulen interessant, welche bereits Erfahrungen in der schulischen Gesundheitsförderung haben und sich optimalerweise bereits auf dem Weg zu einer guten gesunden Schule befinden. Dabei ist zu betonen, dass die korrekte Anwendung des Q^{GPS}-Verfahrens ausreichend Kenntnisse und Erfahrungen in der (schulischen) Gesundheitsförderung und Prävention voraussetzt, womit die Anwenderinnen und Anwender im Bedarfsfall zunächst zu schulen sind.

Zum anderen ist das Q^{GPS}-Verfahren auch grundsätzlich im Rahmen der Selbstevaluation einsetzbar. Dabei bewerten Programmanbieter und potenzielle Entwickler ihr Programm mit Hilfe des vorliegenden Manuals in Eigenregie, ohne Rückmeldung von einer qualifizierten Außenstelle einzuholen. Eine anschließende bzw. begleitende Programmbewertung durch mit dem Verfahren vertraute externe Qualitätsprüfer ist allerdings ausdrücklich empfohlen, um einen Abgleich von Fremd- und Selbstevaluation zu ermöglichen. Eine detaillierte Anleitung zur Anwendung des Verfahrens findet sich in Kapitel 6.

3.4 Wie wurde das Q^GPS-Verfahren entwickelt?

Das Q^{GPS}-Verfahren wurde im Auftrag von »die initiative – Gesundheit – Bildung – Entwicklung in Niedersachsen« in Kooperation mit dem Kompetenzzentrum für psychische Gesundheit in Erziehung und Bildung (kogeb) über einen Zeitraum von drei Jahren entwickelt. Im Zuge der Verfahrensentwicklung sind umfangreiche Literaturrecherchen und -analysen durchgeführt worden. Berücksichtigt wurden hierbei nicht nur Evaluationsbefunde zur Wirksamkeit von schulischen Maßnahmen der Gesundheitsförderung und Prävention, sondern ebenfalls Publikationen, welche Auskunft über Gelingensbedingungen für die Implementation entsprechender Maßnahmen, insbesondere im Setting Schule, geben. Leitend war hierbei die Auffassung, dass sich die Qualität von gesundheitsbezogenen Programmen in Schulen nicht nur aus inhaltlichen Gestaltungsaspekten ergibt (Konzeptdimension), sondern vor allem auch von der Art und Weise seiner Umsetzung (Prozessdimension) und seiner hierfür erforderlichen Voraussetzungen (Strukturdimension) bestimmt wird. Vor diesem Hintergrund wurden im Wesentlichen die folgenden Quellen für die Entwicklung des Q^GPS-Verfahrens verarbeitet:

– *Erkenntnisse zur Wirksamkeit von Maßnahmen der (schulischen) Gesundheitsförderung* (z. B. Bühler u. Heppekausen, 2005; Catalano et al., 2004; Durlak u. Weissberg, 2007; Greenberg et al., 2001; Lister-Sharp et al., 1999; Nation et al., 2003; Schick, 2010; Stewart-Brown, 2006; Wells et al., 2003);

– *Erkenntnisse zur Implementation von Maßnahmen der (schulischen) Gesundheitsförderung* (z. B. Barry et al., 2005; Durlak u. DuPre, 2008; Dusenbury et al., 2005; Elliot u. Mihalic, 2004; Gottfredson u. Gottfredson, 2002; Han u. Weiss, 2005, Kam et al., 2003; Mihalic, 2004);

– *Befunde zum Zusammenhang von Gesundheit und Bildung* (z. B. Basch, 2011; Dadaczynski, 2012a; Datar et al., 2004; Griebler et al., 2009; Hascher, 2004; Judge u. Jahns, 2007; Murray et al., 2007; Roeser et al., 1998; Shore et al., 2008; Singh et al., 2012, Suhrcke u. de Paz Nieves, 2011; Taras, 2005);

– *Indikatoren zur Qualitätssicherung von Angeboten der Gesundheitsförderung und Prävention* (z. B. Ader et al., 2001; Eichhorn et al., 2007; Trojan, 2001; Ruckstuhl et al., 1998, 2001; Walter et al., 2001);

– *Bereits entwickelte internationale und nationale Instrumente und Verfahren zur Bewertung der Qualität gesundheitsfördernder und präventiver Maßnahmen* wie das European Quality Instrument for Health Promotion (EQUIPH) (Aaro et al., 2005); quint-essenz (Ackermann et al., 2009); Leitfaden für Qualitätskriterien für Planung, Umsetzung und Bewertung von gesundheitsfördernden Maßnahmen mit dem Fokus auf Ernährung, Bewegung und Umgang mit Stress (BZgA, 2012); Kriterien guter Praxis in der Gesundheitsförderung bei sozial Benachteiligten (BZgA, 2010); Qualitätsraster für Präventionsmaßnahmen für übergewichtige und adipöse Kinder und Jugendliche (BZgA, 2005); Qualität in der Prävention (QIP) (Kliche et al., 2004); Qualitätssicherungsinstrument für die landesweite Gesundheitsinitiative »Gesund.Leben.Bayern« (Loss et al., 2007); Preffi (Mollemann et al., 2003);

– *Schulbezogene Qualitätssicherungs- und Entwicklungsinstrumente:* a) mit Fokus auf Bildung, zum Beispiel Referenzrahmen Schulqualität (IQ – Hessisches Kultusministerium, 2007); Orientierungsrahmen für Schulqualität in Niedersachsen (Niedersächsisches Kultusministerium, 2006); Selbstevaluationsinstrument für Schulen – SEIS (Stern et al., 2008); b) mit Fokus auf Gesundheit, zum Beispiel HEPS Quality Checklist (Dadaczynski et al., 2010), SchoolBeat Checklist (Peters et al., 2004); c) mit Fokus auf Gesundheit – Bildung, zum Beispiel Instrumente für die Qualitätsentwicklung und Evaluation in Schulen – IQES (Brägger u. Posse, 2007); Referenzrahmen schulische Gesundheitsförderung (Paulus u. Michaelsen-Gärtner, 2008), Selbsteinschätzung zur Schulentwicklung mit psychischer Gesundheit – Selbst 1.0 (Witteriede u. Michaelsen-Gärtner, 2012).

4 Qualitätsverständnis und Qualitätsmodell des Q^{GPS}-Verfahrens

Bevor das Q^{GPS}-Verfahren eingehender vorgestellt und seine Anwendung beschrieben wird, werden in diesem Kapitel die theoretischen Grundlagen erläutert. Im folgenden Abschnitt werden daher zunächst die derzeit diskutierten Qualitätsperspektiven und -philosophien skizziert, bevor der Blick auf die in der Qualitätsdiskussion zentralen Begriffe, Elemente und Referenzsysteme gelenkt wird. Schließlich wird ein dynamisches Qualitätsmodell vorgestellt, welches dem entwickelten Qualitätsverfahren zugrunde liegt.

4.1 Qualitätsperspektiven und -philosophien

Die Qualität bzw. Güte einer Intervention ist nach Lehmann und Töppich (2002) keine objektiv definierbare Größe, sondern wird auch immer von wertabhängigen Erwartungen derjenigen beeinflusst, die den qualitativen Wert der Sache zu bestimmen haben. Somit kann die Qualität ein und derselben Sache aus unterschiedlichen Perspektiven auch unterschiedlich bewertet werden. Für die Qualitätsdiskussion wird daher vorgeschlagen, zwischen den verschiedenen Sichtweisen zu differenzieren und aus diesen entsprechende Indikatoren abzuleiten (Christiansen, 1999; Kolip u. Müller, 2009; Øvretveit, 1996). Im Wesentlichen lassen sich die folgenden drei Perspektiven unterscheiden:

– *Die Perspektive der Adressaten/Nutzer* berücksichtigt die Sichtweise derjenigen, für welche das Angebot intendiert ist. Von Interesse ist, inwieweit die Maßnahme an den Wünschen und Bedürfnissen der Nutzer ausgerichtet ist und inwiefern die Erwartungen dieser Gruppe letztlich auch erfüllt werden. Im Setting Schule sind dies neben den Kindern und Jugendlichen vor allem auch die Lehrkräfte, Schulleitungen sowie das nicht unterrichtende Personal. Zu den qualitätsbestimmenden Merkmalen zählen hierbei unter anderem die Zufriedenheit und Bedürfnisbefriedigung oder auch das Ausmaß der wahrgenommenen Einbeziehung der Nutzer.

– *Die Perspektive der Mittelgeber/Träger* fokussiert die Sicht der Finanziers, wobei von besonderem Interesse ist, ob die eingesetzten Ressourcen für die durchzuführenden Maßnahmen auch angemessen sind und im Verhältnis zu dem erwarteten und erreichten Gewinn stehen. Neben der Frage von Effizienz geht es den Mittelgebern letztlich auch darum, dass die anvisierten Ziele und Wirkungen mit Hilfe der durch sie finanzierten Intervention erreicht werden. Vor dem Hintergrund knapper werdender Ressourcen und öffentlicher Haushaltsmittel hat diese Perspektive in den letzten Jahren eine zunehmende Bedeutung erfahren.

– *Die Perspektive der Experten/Anbieter* berücksichtigt schließlich die Sicht der Programmentwickler und -durchführenden. Im Vordergrund steht hier vor allem die Frage, ob die Maßnahme in der Art und Weise geplant und durchgeführt wird, dass sie die angestrebten Ziele auch erreicht. Dies umfasst unter anderem die Qualität der eingesetzten Methoden und deren angemessenen Einsatz und das Ausmaß, in dem die Intervention theoretisch fundiert ist, weshalb diese Perspektive auch unter der Bezeichnung »technische Qualität« diskutiert wird (Christiansen, 1999).

Wie mit Fragen der Qualität, das heißt ihrer Bestimmung, Gewährleistung und Optimierung umgegangen wird, hängt neben den hier dargestellten Perspektiven wesentlich auch von der zugrunde liegenden Qualitätsphilosophie ab. Als eine Art »geistiger Überbau« (Simon, 2001, S. 115) kann hierunter ein grundlegendes Verständnis von Qualität oder eine prinzipielle Haltung verstanden werden, welche für den Umgang mit Qualitätsfragen handlungsleitend ist. Ruckstuhl et al. (2001) unterscheiden hierbei die folgenden zwei Qualitätsphilosophien:

– Das so genannte *Erfüllungsparadigma* fokussiert vor allem auf die Verwirklichung zuvor definierter Anforderungen (siehe Kapitel 4.2). Werden diese erfüllt, so weist die zu bestimmende Sache eine zufriedenstellende Qualität auf, wobei erst bei Nichterfüllung von Qualitätsstandards Maßnahmen zur Mängelbeseitigung initiiert werden.

– Im Gegensatz dazu orientiert sich das *Optimierungsparadigma* weniger an der einmaligen Erfüllung gesetzter Anforderungen, sondern zielt vielmehr auf die kontinuierliche Verbesserung von Strukturen und Prozessen, wobei ein umfassendes Verständnis von Qualität zugrunde gelegt wird.

Das dynamische Optimierungsparadigma, verstanden als kontinuierliche Qualitätsentwicklung, ist für ein modernes Qualitätsverständnis gesundheitsbezogener Programme in Schulen handlungsleitend. Dafür sind vor allem zwei Gründe maßgeblich:

– Zum einen handelt es sich bei den angestrebten »Endprodukten« nicht um physisch-technische Gegenstände, die industriell gefertigt werden, sondern vielmehr um dienstleistungs- und somit beziehungsabhängige »Produkte«. Während Erstere einfacher zu standardisieren sind, sind letztere Leistungen komplexer und weniger standardisierbar und bedürfen schon allein aus diesem Grund einer kontinuierlichen Qualitätsentwicklung.
– Zum anderen handelt es sich mit Blick auf die Schule um ein hochkomplexes Setting, welches einem permanenten Wandlungs- und Veränderungsprozess unterliegt, weshalb aus einer Settingperspektive eine beständige und dynamische Qualitätsbetrachtung angezeigt ist (Ruckstuhl et al., 2001).

Wie mit Hilfe der unterschiedlichen Perspektiven gezeigt werden konnte, muss ein umfassendes Qualitätsverständnis zudem die verschiedenen qualitätsrelevanten Sichtweisen berücksichtigen und in eine Gesamtperspektive integrieren. So ist eine ausschließliche Fokussierung auf Aspekte der technischen Qualität ebenso wenig ausreichend wie eine isolierte Betrachtung nutzerorientierter Qualitätsaspekte.

4.2 Bestimmung zentraler Qualitätsbegriffe

Nachdem in einem ersten Schritt die verschiedenen Qualitätsperspektiven und -philosophien als Basis eingeführt wurden, soll es im Folgenden um die Bestimmung zentraler Qualitätsbegriffe gehen. Dies scheint insbesondere auch deshalb notwendig, da die Verwendung der Termini in der fachwissenschaftlichen Diskussion und in der Praxis zum Teil synonym bzw. wenig trennscharf und zugleich heterogen erfolgt (Bundesvereinigung Prävention und Gesundheitsförderung [BVPG], 2011).

Der Basisbegriff der *Qualität* wird an dieser Stelle unter Rückgriff auf die »International Organization for Standardization« (ISO) definiert. Demnach ist Qualität als »Grad, in dem ein Satz inhärenter Merkmale Anforderungen erfüllt« bestimmt (Pasche u. Schrappe, 2001). Einfacher formuliert gibt eine so verstandene Qualität an, inwieweit die einem Produkt (oder einer Dienstleistung) innewohnenden Merkmale oder Eigenschaften den jeweils gesetzten Anforderungen (im Sinne von Erfordernissen und Erwartungen) entsprechen. Solche *Qualitätsanforderungen* gründen zum einen auf objektiven Erfordernissen und zum anderen auf subjektiven Erwartungen. Objektive Erfordernisse lassen sich nach Sens et al. (2007) weitergehend differenzieren in:

a) *Standards,* verstanden als normativ gesetzte qualitative und/oder quantitative Vorgaben;
b) *Richtlinien,* verstanden als verbindliche Vorgaben einer rechtlich legitimierten Institution für das Handeln in ihrem Rechtsraum;
c) *Leitlinien,* verstanden als systematisch generierte Entscheidungshilfen zur Auswahl der jeweils zweckdienlichsten Vorgehensweise (z. B. bei spezifischen Gesundheitsproblemen), und
d) *Empfehlungen,* verstanden als Vorschläge von Experten oder Institutionen auf Basis aktueller wissenschaftlicher Erkenntnisse oder bestehender Rechtslagen.

Wie bereits im vorangegangen Abschnitt verdeutlicht, haben auch die Nutzer sowie die Leistungserbringer bestimmte Erwartungen und Ansprüche an die von ihnen finanzierten sowie in Anspruch genommenen Dienstleistung bzw. Produkte. Solche Qualitätsanforderungen werden als *subjektive* Erwartungen bezeichnet und sind neben den objektiven Erfordernissen ein inhärenter Bestandteil eines ganzheitlichen Qualitätsverständnisses.

Infobox 2: Qualität

Übertragen auf den Gegenstand des Q^{GPS}-Verfahrens bezieht sich Qualität somit auf das Ausmaß, in dem die an ein gesundheitsbezogenes Programm gestellten Anforderungen auf den Ebenen der objektiven Erfordernisse wie auch der subjektiven Erwartungen erfüllt werden. Entsprechend der unterschiedlichen Qualitätsperspektiven (siehe Kapitel 4.1) beziehen sich subjektive Erwartungen auf die Interessen und Bedürfnisse der Adressaten, Nutzer sowie der Mittelgeber, während objektive Erfordernisse die Ansprüche wissenschaftlicher oder gesundheitspolitischer Interessens- und Expertengruppen widerspiegeln.

Ein so verstandenes Qualitätsverständnis erweist sich insofern als fruchtbar, als das es auf alle zuvor genannten Qualitätsperspektiven anwendbar ist. Auch erfolgt mit dieser Definition keine inhaltliche Vorgabe dessen, was unter Qualität zu verstehen ist (Ruckstuhl, 2009). Vielmehr wird hiermit ein flexibles normatives Rahmengerüst vorgeschlagen, welches allerdings für gesundheitsbezogene Programme, die im schulischen Setting umgesetzt werden, weitergehend spezifiziert werden muss.

Neben dem allgemeinen Qualitätsbegriff finden sich eine ganze Reihe weiterer relevanter Termini wie Qualitätsmanagement, Qualitätssicherung, Qualitätsentwicklung, Evidenzbasierung sowie Evaluation, die trotz ihrer zunehmenden Verwendung nicht immer einheitlich gebraucht werden.

Zur Präzisierung wird an dieser Stelle auf den »Public Health Action Cycle« (PHAC) zurückgegriffen, mit Hilfe dessen sich die Begriffe systematisieren und darstellen lassen (Kolip, 2006)[5]. Als Rahmenmodell zur Entwicklung von Gesundheitsinterventionen lässt sich der von Rosenbrock (1995) in die deutsche Diskussion eingebrachte PHAC als zyklische Abfolge der Schritte (1) Problemdefinition, (2) Strategieentwicklung, (3) Implementation und (4) Evaluation beschreiben (siehe Abbildung 2).

Wie anhand der Pfeile gekennzeichnet ist, wird der im Qualitätsdiskurs zunehmend an Bedeutung gewinnende Begriff der *Evidenzbasierung* (Evb) dem Punkt Strategieentwicklung zugeordnet. Ausgehend von einer umfassenden Definition des Problems sollte die Planung und Entwicklung einer Intervention auf Basis eines verlässlichen und fundierten (d. h. evidenzbasierten) Erkenntnisstandes abgeleitet werden. Was jedoch in der Gesundheitsförderung und Prävention als evidenzbasiert gilt, wird derzeit kontrovers diskutiert (Bödeker, 2007) und reicht von zufallsgeleiteten kontrollierten Studien (RCT) über systematisch dokumentierte Reviews und Metaanalysen bis hin zu der insbesondere auch im Good-Practice-Ansatz verfolgten Idee der so genannten praxisbasierten Evidenz (Kolip, 2006; Kilian et al., 2009; Wright et al., 2009).

Das *Qualitätsmanagement* (QM) wird hingegen in dieser Systematik in der Phase der Maßnahmenumsetzung verortet. Damit bezieht sich das Qualitätsmanagement in erster Linie auf die Prozesse und Strukturen, die es zu gestalten gilt, um somit die Basis für eine hohe Qualität der Ergebnisse zu schaffen (Walter et al., 2001). Kolip (2006) bringt das Anliegen von Qualitätsmanagement auf eine einfache Formel, die darin besteht, dass das, was gemacht wird, auch gut zu machen. Wichtig ist also, dass sich Qualitätsmanagement vor allem auf jene systematisch aufeinander abgestimmten Tätigkeiten bezieht, welche die Inter-

---

5   Aufgrund der Allgemeingültigkeit des hier verwendeten Zyklus haben die hieran verdeutlichten Aussagen für einen auf Schulentwicklung bezogenen Handlungszyklus (z. B. Survey-Feedback-Kreislauf; Schumacher, 2012) ebenfalls uneingeschränkt Gültigkeit.

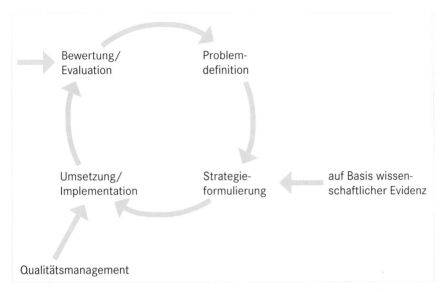

Abbildung 2: Verortung der Begriffe Evaluation, Evidenzbasierung und Qualitätsmanagement im »Public Health Action Cycle« (nach Kolip, 2006, S. 234)

ventionsdurchführung steuern. Das Hauptziel des gesundheitsorientierten Qualitätsmanagements besteht dabei nach Walter et al. (2001) in der Verbesserung der gesundheitsbezogenen Ergebnisqualität. Für das Setting Schule ist, wie in Kapitel 2 dargestellt, ebenfalls die Verbesserung der bildungsbezogenen Ergebnisqualität als Zielperspektive hinzuzufügen, welche zugleich über die gesundheitliche Ergebnisqualität mitbestimmt wird.

Evaluation (Eval) als weiterer wichtiger Begriff in der Qualitätsdebatte ist bereits inhärenter Bestandteil des in Abbildung 2 dargestellten PHAC-Regelkreises. In Kurzform lässt sich hierunter die systematische Sammlung relevanter Informationen zu einem Untersuchungsgegenstand wie zum Beispiel einem gesundheitsbezogenen Programm verstehen, mit deren Hilfe eine Beschreibung und Bewertung dieses Gegenstandes möglich wird (Christiansen, 1999). Bewertet werden soll dabei insbesondere, ob die durchgeführte Intervention auch die intendierte Wirkung erzeugen konnte (Effektivität) und ob die hierbei eingesetzten Kosten in einem angemessenen Verhältnis zum erzielten Nutzen stehen (Effizienz). Festgehalten werden kann somit, dass Evaluation zuvorderst outcome-, das heißt ergebnisorientiert ist. Zu betonen ist dabei, dass Evaluation für sich genommen keine Veränderungen bewirkt. Vielmehr dient sie der Herstellung einer Informationsbasis, auf deren Grundlage Veränderungen und Handlungen eingeleitet werden können (z. B. zur Weiterentwicklung eines gesundheitsbezogenen Programms) (Øvretveit, 2002).

Gleichwohl der Begriff der *Qualitätssicherung* (QS) vorliegend nicht im PHAC bzw. in Abbildung 2 verortet wurde, ist dieser aufgrund seines häufigen Gebrauchs im Qualitätsdiskurs an dieser Stelle ebenfalls inhaltlich einzuordnen. Seinen historischen Ursprung hat Qualitätssicherung in der Vorstellung, dass die Qualität eines bereits vollendeten Produktes sicherzustellen sei (Pasche u. Schrappe, 2001). Infolge der Entwicklung des Qualitätsmanagementansatzes wird Qualitätssicherung zunehmend als Teil des Qualitätsmanagements verstanden, der auf das Schaffen von Vertrauen in die Einhaltung von Qualitätsanforderungen ausgerichtet ist. Auch wenn dieses Verständnis in der Gesundheitsförderung und Prävention vielfach auf Zustimmung stößt (Helou et al., 2002; Kliche et al., 2009), werden Qualitätssicherung und Qualitätsmanagement an dieser Stelle in Anlehnung an Kolip (2006) differenziert verwendet. Während Qualitätsmanagement vor allem den Prozessaspekt betont und diesen prospektiv (d.h. vorausblickend) und oftmals intern begleitet, ist eine programmbezogene Qualitätssicherung stärker auf das Ergebnis und deren retrospektive (d.h. zurückblickende) und oftmals externe Qualitätsüberprüfung ausgerichtet. Es ist also vor allem der Bewertungszeitpunkt, der Qualitätsmanagement von Qualitätssicherung unterscheidet. In Abgrenzung zu einem traditionellen Verständnis sollte sich Qualitätssicherung in der Gesundheitsförderung und Prävention weniger am Erfüllungs- als vielmehr am Optimierungsparadigma (siehe Kapitel 4.1) ausrichten. Demzufolge kann es eine gesundheitsbezogene Qualitätssicherung nicht nur bei der Überprüfung des Qualitätsstandes belassen, sondern sie muss ebenfalls Maßnahmen der kontinuierlichen Qualitätsverbesserung umfassen. Zusammenfassend wird vorliegend in Anlehnung an Bührlen-Armstrong und Bengel (1993) unter Qualitätssicherung ein Prozess der Beurteilung eines gesundheitsbezogenen Programms oder einer Intervention mit dem Ziel verstanden, die daran gestellten Anforderungen anhand vereinbarter Standards zu überprüfen und Maßnahmen zu seiner Optimierung einzuleiten. Dabei sind die Standards selbst ebenfalls Gegenstand einer kontinuierlichen Prüfung und Optimierung.

Die eingangs festgestellte teilweise synonyme bzw. wenig trennscharfe und zugleich heterogene Verwendungspraxis zentraler Begriffe im Qualitätsdiskurs ist auch für den Begriff der *Qualitätsentwicklung* (QE) zu konstatieren. Dessen Bezug zu den oben eingeordneten Begriffen ist aufgrund eines vermehrten Gebrauchs in den letzten Jahren ebenfalls kurz zu klären. In Anlehnung an von Rüden (BVPG, 2011) wird im Weiteren unter Qualitätsentwicklung ein systematischer und kontinuierlicher Prozess der gezielten Gestaltung und Verbesserung von Konzepten, Strukturen und Prozessen gesundheitsförderlicher Interventionen verstanden. Übergeordnetes Ziel von Qualitätsentwicklung ist die Sicherstellung und Steigerung einer dauerhaften, sprich nachhaltigen Wirksamkeit von Gesundheitsförderung und Prävention unter schonendem bzw. angemessenem Einsatz verfügbarer Ressourcen. Somit übersteigt dieses Verständnis das vor allem in der englischsprachigen Literatur verwendete Konzept der Qualitätsverbesserung (»quality improvement«, z. B. Kahan u. Goodstadt, 1999), welches ihren Ausgangspunkt in einem verbesserungsbedürftigen Zustand nimmt. Qualitätsentwicklung soll jedoch nicht nur bestehende Defizite beseitigen, sondern ihrerseits Impulse für eine möglichst optimale Gestaltung setzen. Obgleich Qualitätsentwicklung starke Überschneidungen zum Qualitätsmanagement aufweist und demzufolge teilweise als ein Aspekt desselben definiert ist (siehe z. B. Loss et al., 2007), wird hier unter Qualitätsentwicklung ein grundlegender Handlungsrahmen für alle Maßnahmen verstanden, die der Gestaltung, Sicherstellung und Optimierung der Qualität von gesundheitsbezogenen Interventionen dienen. In diesem Sinne sind auch Maßnahmen der Qualitätssicherung, insofern diese am Optimierungsparadigma ausgerichtet sind, der Qualitätsentwicklung zuzuordnen. Wie Kolip et al. (2012) zu recht betonen, setzen entsprechende Aktivitäten voraus, dass Qualitätsentwicklung nicht auf einen extern dominierten Steuerungsmechanismus mit möglichst großem Einsparpotenzial reduziert wird. Vielmehr sind kontinuierliche und systematische Anstrengungen zur Qualitätsentwicklung in Gesundheitsförderung und Prävention (wie mit Hilfe des Q[GPS]-Verfahrens angestrebt) eine Aufgabe, welche nur durch eine gleichberechtigte Zusammenarbeit aller hieran beteiligten Zielgruppen (Mittelgeber, Anbieter, Zielgruppe, Durchführende) realisiert werden kann (Wright et al., 2010).

4.3 Qualitätsrelevante Referenzsysteme

Wenn von Qualität die Rede ist, ist des Weiteren zu klären, auf welchen konkreten Gegenstand sich diese bezieht. Während hierfür in der Industrie und Dienstleistung der Begriff »Einheit« seine Verwendung findet, hat sich in der Prävention und Gesundheitsförderung der Terminus »Referenzsystem« durchgesetzt (Ruckstuhl, 2009; Ruckstuhl et al., 1998). Neben einer Differenzierung nach Settings (wie KiTa oder Schule) lassen sich die hier relevanten Referenzsysteme nach verschiedenen »Handlungsebenen« systematisieren, wobei hierunter unterschiedliche Typen und Ansatzpunkte von Maßnahmen subsummiert werden. Im Folgenden wird eine Differenzierung in »Projekte«, »Programme« sowie »Institutionen« vorgenommen:

– *Projekte:* In Anlehnung an die DIN 69901 bezeichnet ein Projekt ein einmaliges und zeitlich befristetes Vorhaben, deren Gegenstand in der Regel innovativer Natur ist und welches durch begrenzte Finanz- und Personalressourcen gekennzeichnet ist (Casutt u. Litke, 2005; Sabo, 2003). In Abhängigkeit vom Gegenstand kann ein Projektvorhaben eine neuartige Intervention entwickeln oder auch erproben sowie evaluieren (Bollars et al., 2005). Neben dem Gegenstand, also dem Inhalt, kann ebenfalls die Reichweite bzw. Größenordnung stark differieren. Im Vordergrund der projektbezogenen Qualitätsbetrachtung steht hier vor allem die Prozess- und Ablaufbegleitung, welche von der Planung über die Durchführung bis hin zur Evaluation reicht. Für den Gesundheitskontext findet sich dieser Zyklus insbesondere im Modell des »Public Health Action Cycle« (siehe Abbildung 2) abgebildet.

– *Programme:* Der Gebrauch des Terminus »Programm« ist im Kontext von (schulischer) Gesundheitsförderung und Prävention uneinheitlich und nicht trennscharf abgegrenzt vom Begriff des Projekts. So wird unter einem Programm vielfach ein systematisches Konzept zur Erreichung gesundheitsbezogener Ziele verstanden, welches aus miteinander verknüpften Teilprojekten besteht und ebenfalls zeitlich befristet ist (Loss et al., 2007; quint-essenz, 2008). Einen wesentlich geeigneteren Klärungsversuch bieten Groeger-Roth und Hasenpusch (2011, S. 2), denen zufolge ein Programm eine »Maßnahme oder eine Intervention« darstellt, »die

- auf Replizierbarkeit an einem anderen Ort oder zu einem späteren Zeitpunkt angelegt ist (durch eine explizite Handlungsanleitung, z. B. ein geschriebenes Manual),
- auf ein oder mehrere (überprüf-, bzw. messbare) Ziele hin orientiert ist,
- für die jeweiligen Teilnehmer zeitlich begrenzt ist, aber als Maßnahme auf Dauer angeboten werden kann und
- zusätzlich zu einer vorhandenen Basisstruktur durchgeführt wird.«

Wie Projekte lassen sich auch Programme nach ihrer Reichweite bzw. Größenordnung unterscheiden. Mit Blick auf das Setting Schule finden sich neben den auf den Unterricht und das individuelle Verhalten orientierten Programmen wie »snake« oder »Erwachsen werden« (für einen Überblick siehe Bühler u. Heppekausen, 2005; Kaluza u. Lohaus, 2006; Lohaus u. Domsch, 2009) ebenfalls settingorientierte Programme wie »MindMatters« oder »Anschub.de« (Paulus, 2009).

Infobox 3: Programm

In deutlicher Abgrenzung vom Projektbegriff wird ein Programm im Q^{GPS}-Verfahren als ein bereits erarbeitetes, erprobtes und dauerhaft verfügbares Konzept verstanden, welches über miteinander verbundene Aktivitäten der Verbesserung von Gesundheit dient. Im Gegensatz zum Projekt zeichnet sich ein Programm vor allem durch seine personenunabhängige Replizierbarkeit, seine Regelhaftigkeit sowie durch ein nicht fest definiertes Ende aus, wenngleich die Länge eines Durchgangs für die Teilnehmer in Abhängigkeit der Programmgestaltung durch eine fest definierte Anzahl von Sitzungen, Treffen etc. begrenzt sein kann. Zudem ist die Grundlagenentwicklung hier bereits abgeschlossen, obgleich das Programm jedoch kontinuierlich optimiert und weiterentwickelt werden sollte.

– *Institutionen:* Ein weiterer Bezugspunkt der Qualitätsbestimmung ist die Ebene der einzelnen Institutionen, wobei sich hier grundlegend eine Differenzierung in Anbieter- und Durchführungsinstitution vornehmen lässt. Mit der erstgenannten Gruppe sind diejenigen Organisationen gemeint, die entsprechende Interventionen und Dienstleistungen der schulischen Gesundheitsförderung und Prävention extern anbieten und umsetzen. Qualität bezieht sich hier auf die Güte der Produkte und Dienstleistungen sowie auf die Abläufe und Strukturen der Organisation selbst und deren Einfluss auf die Produkt- und Dienstleistungsqualität. Unter Durchführungsinstitution lassen sich jene Zielinstitutionen wie die Schule subsummieren, in denen entsprechende Interventionen mit dem Ziel der Förderung oder Erhaltung der Gesundheit durchgeführt werden. Derzeit existieren eine Reihe von so genannten Audits (z. B. Audit gesunde Schule) und Qualitätsinstrumenten (z. B. Referenzrahmen schulische Gesundheitsförderung, Selbstevaluationsinstrument für Schulen – SEIS), die in diesem Referenzbereich zum Einsatz kommen (für einen Überblick siehe Dadaczynski u. Witteriede, 2011).

Wie in Abschnitt 3.1 ausgeführt (siehe Infobox 3), stellt die Ebene der Programme den Analysegegenstand des Q^{GPS}-Verfahrens dar.

4.4 Qualitätsrelevante Entwicklungs- und Bewertungsdimensionen

In der Gesundheitsförderung und Prävention werden in Anlehnung an die von Donebedian (2003) eingeführte Qualitätstriade und die Fachdiskussionen der letzten Jahre vier Qualitätsdimensionen unterschieden, die für die Entwicklung und Bewertung entsprechender Aktivitäten herangezogen werden: (1) die Konzeptdimension, (2) die Strukturdimension, (3) die Prozessdimension und (4) die Ergebnisdimension (BVPG, 2011; Kliche et al., 2004; Kolip, 2006; Loss et al., 2007; Ruckstuhl et al., 2001; Walter et al., 2001).

–   Die Dimension der *Konzeptqualität* bezieht sich vor allem auf die inhaltliche Fundierung eines Programms und umfasst Aspekte der programmatischen Klarheit unter anderem durch eine Bedarfserhebung, Zielgruppenanalyse, durch eine differenzierte Zieldefinition, eine Orientierung an den Bedingungen des jeweiligen Settings sowie eine theoriebasierte Ableitung von Programminhalten. Hierzu gehört auch, dass die Auswahl der eingesetzten Methoden auf Grundlage einer schlüssigen Interventionstheorie mit eindeutigen Wirksamkeitsbefunden erfolgt (Kolip u. Müller, 2009).
–   Unter der Dimension der *Strukturqualität* lassen sich hingegen die Rahmenbedingungen und qualifikatorischen Voraussetzungen verstehen, die für die Realisierung des Programms notwendig sind. Hierzu zählen exemplarisch die räumlichen Gegebenheiten, das Vorliegen von Materialien oder auch die Qualifizierung der Programmdurchführenden. Obgleich oftmals nicht berücksichtigt, ist der Aspekt der Nachhaltigkeit ebenfalls von hoher Relevanz, wobei hier die Schaffung von Strukturen (Capacity Building) gemeint ist, die eine möglichst dauerhafte Verankerung des Programms in der Schule sowie im außerschulischen Umfeld sicherstellen.
–   Die Dimension der *Prozessqualität* bezieht sich auf Faktoren mit Einfluss auf die Realisierung und den Ablauf eines Programms, womit Fragen der Programmkoordination, der Kommunikation, der Umsetzungsunterstützung, aber auch der Zielgruppenerreichung und -akzeptanz sowie des Prozessmonitorings relevant sind.
–   Mit der Dimension der *Ergebnisqualität* werden schließlich verschiedene Ergebnisaspekte des Programms in den Blick genommen, wobei an dieser Stelle zwischen indirekten und direkten Wirkungen sowie Aspekten des Transfers, der Nachhaltigkeit und des Kosten-Nutzen-Verhältnisses (Effizienz) zu unterscheiden ist.

Entgegen einer häufig vorzufindenden Schwerpunktsetzung auf ergebnisbezogene Qualitätsparameter erfolgt die Bestimmung von Qualität im Q^{GPS}-Verfahren ganzheitlich unter Berücksichtigung aller vier Qualitätsdimensionen. Dies ist vor allem deshalb notwendig, weil über eine ausschließliche Betrachtung ergebnisbezogener Aspekte nicht erschlossen werden kann, ob eine geringe Effektivität auf ein schlecht konzipiertes Programm, auf fehlende strukturelle Bedingungen oder auf eine mangelhafte Implementierung zurückzuführen ist. Durch den Einbezug aller Qualitätsdimensionen wird anerkannt, dass Qualität ein komplexes Phänomen darstellt, welches nur in einer ganzheitlichen Perspektive angemessen erfasst werden kann. In Abbildung 3 ist das dem Q^{GPS}-Verfahren zugrunde liegende dynamische Rahmenmodell zur Qualitätsentwicklung gesundheitsbezogener Programme abschließend grafisch veranschaulicht.

4.5 Zusammenfassendes Verständnis des Q^{GPS}-Verfahrens

Abschließend sollen die bisherigen Ausführungen verdichtet und für die Entwicklung des hier vorgestellten Q^{GPS}-Verfahrens unter Berücksichtigung der zentralen Qualitätsdimensionen zusammengeführt werden.

Der Gegenstand des Q^{GPS}-Verfahrens sind gesundheitsbezogene Programme in Schulen, wie sie in den Abschnitten 3.1 und 4.3 näher bestimmt wurden. Da es sich bei solchen Programmen überwiegend um bereits entwickelte Konzeptionen handelt, kann eine von externer Stelle vorgenommene Qualitätsbewertung (im Sinne der Fremdevaluation) nur aus der Retrospektive (d. h. aus dem Rückblick) erfolgen. Über die Anwendung des Q^{GPS}-Verfahrens soll erfasst werden, inwieweit das Programm zuvor definierten Qualitätsanforderungen entspricht. Dabei orientiert sich das Qualitätsverfahren am Optimierungsparadigma und umfasst im Rahmen eines kontinuierlichen Prozesses neben der Qualitätsbewertung ebenfalls die Ableitung handlungsorientierter Maßnahmen, die eine qualitätssteigernde Weiterentwicklung des Programms ermöglichen. Zudem sind die diesem Verfahren zugrunde gelegten Qualitätsmerkmale und -indikatoren selbst Gegenstand einer ständigen Prüfung und Optimierung.

Wird das Verfahren in Form einer Fremdevaluation eingesetzt, sollten die Ergebnisse der Qualitätsbewertung dem Anbieter transparent zurückgemeldet und Möglichkeiten der Weiterentwicklung skizziert werden. Da es sich bei der Anwendung des Q^{GPS}-Verfahrens um einen kontinuierlichen Prozess handelt, ist anhand regelmäßiger Reviews zu prüfen, ob eine Qualitätsentwicklung des entsprechenden Programms stattgefunden hat. Neben der Fremdevaluation kann das Q^{GPS}-Verfahren zudem auch im Zuge der Selbstevaluation bereits entwickelter oder sich in der Neuentwicklung befindlicher Programme eingesetzt werden. Das Verfahren versteht sich insofern in erster Linie als ein Instrument zur Unterstützung einer systematischen Qualitätsentwicklung.

Inhaltlich orientiert sich das Q^{GPS}-Verfahren an den in der Gesundheitsförderung und Prävention anerkannten Qualitätsdimensionen von Konzept-, Struktur-, Prozess- und Ergebnisqualität. Dabei basiert das Verfahren auf der Vorstellung, dass Qualität ein hochkomplexes Konstrukt darstellt, welches sich nur unter Rückgriff auf die vier Qualitätsdimensionen angemessen und ganzheitlich erfassen lässt (siehe Abbildung 3).

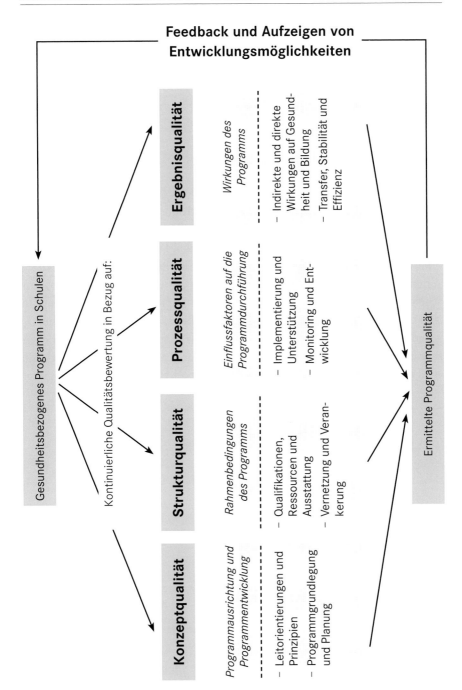

Abbildung 3: Qualitätsmodell des Q^GPS^-Verfahrens

5 Die Qualitätscheckliste des Q[GPS]-Verfahrens

Im Folgenden ist die Qualitätscheckliste des Q[GPS]-Verfahrens im Überblick dargestellt. In Kapitel 7 finden Sie ausführliche Erläuterungen zu jedem Merkmal sowie wichtige Hinweise zu deren Bewertung. Der genaue Ort ist jeweils durch die Seitenangabe in der Spalte »Seite« angegeben. Ein Beispiel für die Anwendung des Bewertungssystems wird in Abschnitt 6.2 gegeben. Eine differenzierte Veranschaulichung der Verfahrensanwendung auf ein Programm zur psychischen Gesundheitsförderung in Schulen ist in Kapitel 8 einsehbar. Weiterhin sind die in den Indikatorbeschreibungen (Kapitel 7) mit folgendem Symbol (▸) gekennzeichneten Fachbegriffe in einem Glossar (Kapitel 10) näher beschrieben. Eine am Computer ausfüllbare und ausdruckbare Fassung der Q[GPS]-Checkliste steht auf der Internetseite www.qgps.de und unter www.v-r.de zur Verfügung.

QUALITÄTSDIMENSION I: KONZEPTQUALITÄT			
Status (ja = 2 Punkte, teilweise = 1 Punkt, nein = 0 Punkte)		Seite	Pkt.
I.1 Leitorientierungen und -prinzipien			
I.1.1	Liegt dem Programm ein ganzheitliches Gesundheitsverständnis zugrunde?	55	
I.1.2	Ist das Programm an einer Förderung von Ressourcen ausgerichtet?	56	
I.1.3	Ist Partizipation im Programm als Leitprinzip verankert?	57	
I.1.4	Verknüpft das Programm verhaltensbezogene und verhältnisbezogene Maßnahmen?	59	
I.1.5	Trägt das Programm zur Erfüllung des schulischen Bildungs- und Erziehungsauftrags bei?	59	
I.2 Programmgrundlegung und -planung			
I.2.1	Sind die Zielgruppe und/oder Adressaten vor dem Hintergrund des Bedarfs bestimmt?	61	
I.2.2	Ist das Programm theoretisch fundiert?	62	
I.2.3	Sind Erfahrungen vergleichbarer Programme in die Planung eingeflossen?	63	
I.2.4	Liegt dem Programm ein differenziertes Zielsystem zugrunde?	64	
I.2.5	Sind Strategien zur Erreichung der Zielgruppe/der Adressaten beschrieben?	66	
I.2.6	Sind die Arbeitsformen und -materialien dem Ansatz angemessen?	67	
I.2.7	Weist das Programm eine Passung mit zentralen Lehr-/Lernbedingungen von Schule auf?	68	
Gesamtpunktwert			

QUALITÄTSDIMENSION II: STRUKTURQUALITÄT		
Status (ja = 2 Punkte, teilweise = 1 Punkt, nein = 0 Punkte)	Seite	Pkt.
II.1 Qualifikationen, Ressourcen und Ausstattung		
II.1.1 Ist der erforderliche Personal- und Zeitbedarf benannt?	69	
II.1.2 Ist der erforderliche Raum- und Materialbedarf benannt?	70	
II.1.3 Ist eine schriftliche Handlungsanleitung zur Programmdurchführung verfügbar?	71	
II.1.4 Werden Qualifizierungsmöglichkeiten für die Programmdurchführenden angeboten?	72	
II.2 Vernetzung und Verankerung		
II.2.1 Sind Strategien zur Gewinnung und Einbindung schulexterner Partner beschrieben?	73	
II.2.2 Sind Strategien zur Verbreitung des Programms beschrieben?	74	
II.2.3 Sind Möglichkeiten zur Integration des Programms in die Schulentwicklung beschrieben?	75	
Gesamtpunktwert		

QUALITÄTSDIMENSION III: PROZESSQUALITÄT		
Status (ja = 2 Punkte, teilweise = 1 Punkt, nein = 0 Punkte)	Seite	Pkt.
III.1 Implementierung und Unterstützung		
III.1.1 Wird die Schulleitung bei der Durchführung des Programms einbezogen?	76	
III.1.2 Sind Kernkomponenten und Variationsmöglichkeiten des Programms beschrieben?	78	
III.1.3 Wird ein Support während der Realisierung des Programms angeboten?	79	
III.2 Monitoring und Entwicklung		
III.2.1 Wird Schulen ein Instrument zur systematischen Dokumentation und Bewertung der Programmdurchführung angeboten?	80	
III.2.2 Existiert ein programminternes Qualitätsmanagement?	81	
Gesamtpunktwert		

QUALITÄTSDIMENSION IV: ERGEBNISQUALITÄT			
Status (ja = 2 Punkte, teilweise = 1 Punkt, nein = 0 Punkte)		Seite	Pkt.
IV.1 Indirekte und direkte Wirkungen auf Gesundheit und Bildung			
IV.1.1	Gibt es Belege für positive Wirkungen hinsichtlich förderlicher Organisationsstrukturen und -bedingungen?	83	
IV.1.2	Gibt es Belege für positive Wirkungen auf gesundheitsrelevantes Wissen und entsprechende Einstellungen?	86	
IV.1.3	Gibt es Belege für positive Wirkungen auf das Gesundheitsverhalten?	89	
IV.1.4	Gibt es Belege für positive Wirkungen auf den Gesundheitszustand?	90	
IV.1.5	Gibt es Belege für positive Wirkungen auf Bildungsergebnisse?	91	
IV.2 Transfer, Stabilität und Effizienz			
IV.2.1	Sind die Programmwirkungen über einen längeren Zeitraum stabil?	94	
IV.2.2	Wird das Programm von Schulen in der Alltagspraxis eingesetzt?	94	
IV.2.3	Gibt es eine positive Bilanzierung von eingesetzten Ressourcen und Ergebnissen?	96	
Gesamtpunktwert			

6 Hinweise zur Anwendung des Q^{GPS}-Verfahrens

Das Q^{GPS}-Verfahren umfasst insgesamt 32 Merkmale, die acht Bereichen und vier Dimensionen zugeordnet sind. Eine Dimension bezeichnet eine übergeordnete Qualitätssäule, während ein Qualitätsbereich eine dimensionsrelevante Unterkategorie darstellt. Jeder Bereich wird mittels einer unterschiedlichen Anzahl von Qualitätsmerkmalen in Form von Fragen operationalisiert. Um festzustellen, in welchem Umfang ein Programm die einzelnen Merkmale erfüllt, stehen standardisierte Bewertungshilfen (so genannte Indikatoren) zur Verfügung. So wird unter einem Qualitätsindikator ein spezifischer »Marker« verstanden, dessen Ausprägung als ein Indiz für eine gute oder weniger gute Programmqualität interpretiert wird. Die folgenden Informationen dienen der sachgerechten Anwendung des Verfahrens und sollten daher vor seiner Nutzung berücksichtigt werden.

6.1 Allgemeine Anwendungshinweise

Bewertungsperspektive: Gegenstand der externen Bewertung sind ausschließlich bereits erprobte und am Markt verfügbare Programme. Mit Hilfe des Q^{GPS}-Verfahrens soll bewertet werden, ob das Programm, so wie es erarbeitet wurde und für die Schule vorgesehen ist, die an es gestellten Qualitätsanforderungen erfüllt. Es geht also um die Bewertung des Programms hinsichtlich seiner Beschaffenheit und *nicht* darum, wie eine Schule das zu bewertende Programm im Einzelfall mit welchem Erfolg umsetzt.

Qualitätsprüfer: Im Falle einer Fremdevaluation sind als Anwender des Q^{GPS}-Verfahrens vor allem schulexterne Fachstellen wie Kranken- und Unfallversicherungen, ministerielle Behörden, Vereinigungen, Stiftungen, Verbände und wissenschaftliche Einrichtungen, aber auch Schulen selbst angesprochen.

Jedes Programm sollte von mindestens zwei Prüfern unabhängig bewertet werden. Der Vorteil des Einsatzes verschiedener Prüfer ist darin zu sehen, dass die Bewertungsergebnisse verglichen und Abweichungen diskutiert sowie im Konsens bereinigt werden können. Obgleich diese Methode personal- und somit ressourcenintensiver ist, sollte auf dieses Vorgehen nicht verzichtet werden, da sich hiermit die Zuverlässigkeit und somit die Qualität der Bewertung steigern lässt. Idealerweise wird jedes Programm von einem Gesundheits- und einem Bildungs-/Schulexperten bewertet, so dass neben der Gesundheitsperspektive auch die Bildungs-/Schulperspektive ausreichend berücksichtigt wird. Zudem sollten die Prüfer mit dem Bereich der (schulischen) Gesundheitsförderung und Prävention vertraut sein, das heißt neben Fachkenntnissen auch über entsprechende Erfahrungen verfügen. Eine Schulung der Prüfer vor Anwendung des Q^{GPS}-Verfahrens wird ausdrücklich empfohlen.

Zentrale Bewertungsquellen: Um die grundlegende Beschaffenheit des Programms bewerten zu können, sind veröffentlichte Materialien und Informationen des Programmanbieters nötig. Welche Informationen für die Bewertung eines Programms benötigt werden, ergibt sich unmittelbar aus den Qualitätsmerkmalen und -indikatoren des Q^{GPS}-Verfahrens. Wichtige Quellen zur Ermittlung relevanter Programminformationen stellen zum Beispiel Programmmanuale, Bücher und wissenschaftliche Artikel dar, in denen unter anderem das zugrunde liegende Konzept und Wirkmodell, die eingesetzten Methoden oder Evaluationsbefunde beschrieben werden (für einen Überblick über mögliche Quellen siehe Tabelle 1). Neben den direkt verfügbaren Veröffentlichungen zu dem zu bewertenden Programm können auch die Ergebnisse anderer externer Evaluationen in die Bewertung des Programms einfließen. Für den Fall, dass zu einzelnen Indikatoren keine Informationen vorliegen, sollte der Anbieter des Programms kontaktiert und um zusätzliche Materialien wie unveröffentlichte Berichte, Manuale, Fallstudien gebeten werden. Nicht verschriftlichte Informationen (z. B. mündliche Informationen aus Gesprächen) können bei der Bewertung des Programms jedoch keine Berücksichtigung finden.

Tabelle 1: Primäre Quellen zur Bewertung von gesundheitsbezogenen Programmen in Schulen

	Quellen
Konzeptqualität	– wissenschaftliche Veröffentlichungen (Zeitschriften, Bücher etc.) – Manuale/Handlungsanleitung – nicht veröffentliche Berichte (graue Literatur) – ggf. direkter Kontakt mit Programmanbieter
Strukturqualität	– Manuale/Handlungsanleitung – Internetseite des Programms – ggf. direkter Kontakt mit Programmanbieter

Prozessqualität	– Manuale/Handlungsanleitung – Internetseite des Programms – (wissenschaftliche) Veröffentlichungen (Zeitschriften, Bücher etc.) – nicht veröffentlichte Berichte und Fallstudien (graue Literatur) – ggf. direkter Kontakt mit Programmanbieter
Ergebnisqualität	– wissenschaftliche Publikationen (Zeitschriften, Bücher) – Nicht veröffentlichte Evaluationsberichte (graue Literatur) – externe Evaluationen und Übersichtsarbeiten – ggf. direkter Kontakt mit Programmanbieter

Neben der Fremdevaluation können entsprechende Programme vom Anbieter zunächst auch selbst bewertet werden. Dies hat den Vorteil, dass die Anbieter ihr eigenes Programm und die hierzu verfügbaren Quellen am besten kennen. Jedoch gilt auch hier der Grundsatz, dass nicht schriftlich festgehaltene Informationen nicht als Bewertungsgrundlage herangezogen werden sollten.

Benötigter Zeitrahmen: Wie viel Zeitressourcen für die Bewertung eines Programms benötigt werden, ist abhängig von verschiedenen Faktoren wie der Verfügbarkeit benötigter Informationen, dem Umfang des zu bewertenden Programms oder auch den Erfahrungen und Kenntnissen der Gutachter. Die für den Einsatz des Verfahrens benötigte Zeitdauer kann daher sehr unterschiedlich ausfallen. Die Ergebnisse der Anwendungserprobung (siehe ausführlich Kapitel 9) verweisen darauf, dass die Teilnehmer durchschnittlich etwa 240 Minuten für die Bewertung eines Programms aufwendeten. Berücksichtigt werden sollte hierbei jedoch, dass die Erprobungsteilnehmer kaum Routine in der Anwendung des Verfahrens hatten, so das angenommen werden kann, dass sich der benötigte Zeitrahmen mit zunehmendem Erfahrungsgrad spürbar reduziert.

Unterstützung bei der Durchführung einer Qualitätsbewertung: Es ist für jedes Qualitätsmerkmal eine Kurzbeschreibung erstellt worden. Damit soll ein einheitliches Verständnis der im Q^{GPS}-Verfahren verwendeten Merkmale ermöglicht werden. Darüber hinaus stehen für jedes Qualitätsmerkmal detaillierte und standardisierte Bewertungshilfen (Indikatoren) zur Verfügung, aus denen hervorgeht, unter welchen Bedingungen die Qualitätsanforderungen in welchem Ausmaß erfüllt sind. Beide Aspekte (Merkmalsbeschreibungen sowie Bewertungshilfen) stellen eine unverzichtbare Basis für die Gewährleistung einer hinreichenden Reliabilität (Verlässlichkeit) der Bewertungen dar. Hierfür wurde innerhalb der Q^{GPS}-Checkliste (siehe Kapitel 5) eine mittlere Spalte eingefügt, in der jeweils auf die Seite mit detaillierten Informationen zum entsprechenden Merkmal verwiesen wird. Zudem wurde ein Glossar mit Erläuterungen der wichtigsten Termini entwickelt, die im Verfahren Verwendung finden.

Abgleich des Ergebnisses mit dem Anbieter des Programms: Es kann nicht ausgeschlossen werden, dass den Qualitätsprüfern relevante Informationen zur Bewertung des Programms im Begutachtungsverlauf entgehen. Zur Sicherstellung einer möglichst präzisen Qualitätsbewertung ist es daher unverzichtbar, die Ergebnisse vor ihrer Veröffentlichung dem Anbieter zurückzumelden. Dadurch wird dieser zugleich aktiv in den Bewertungsprozess eingebunden, womit eine höhere Ergebnisakzeptanz erzielt werden kann.

6.2   Das Bewertungsverfahren

Das Q^{GPS}-Verfahren basiert auf einem Punktbewertungssystem, das eine differenzierte Erfassung des Erfüllungsgrades der an jedes Qualitätsmerkmal gestellten Anforderungen ermöglicht. Die Merkmale sind jeweils als Fragen formuliert und können dreistufig mit »ja«, »teilweise« und »nein« bewertet werden. Dabei geht jede Bewertungsoption mit einer unterschiedlichen Anzahl an Punkten (0 bis 2 Punkte) einher.

–   *»Ja« (= 2 Punkte)* bedeutet, dass die jeweilige Anforderung vollständig erfüllt ist und somit für dieses Merkmal ein hohes Qualitätsniveau vorliegt.
–   *»Teilweise« (= 1 Punkt)* bedeutet, dass die jeweilige Anforderung zu einem gewissen Grad, jedoch nicht vollständig erfüllt ist und somit für dieses Merkmal ein mittleres Qualitätsniveau vorliegt.
–   *»Nein« (= 0 Punkte)* bedeutet, dass die jeweilige Anforderung nicht erfüllt ist und somit für dieses Merkmal ein Qualitätsdefizit bzw. ein unzureichendes Qualitätsniveau vorliegt.

Durch die Verwendung dieses Punktesystems können für jedes zu bewertende Programm insgesamt maximal 64 Punkte vergeben werden. Diese sind wie folgt auf die einzelnen Qualitätsdimensionen verteilt: Konzeptqualität maximal 24 Punkte, Strukturqualität maximal 14 Punkte, Prozessqualität maximal 10 Punkte und Ergebnisqualität maximal 16 Punkte.

Im Anschluss an die Anwendung der Q^{GPS}-Checkliste sind die jeweils vergebenen Punkte zu summieren und in der Qualitätscheckliste im Feld »Gesamtpunktwert« zu vermerken. Nachdem für jede Qualitätsdimension eine Bewertung vorgenommen wurde, können die erzielten Punkte in die dafür vorgesehene tabellarische Vorlage (siehe Tabelle 2, Spalte »erreichte Punkte«) übertragen werden. Anschließend ist für jede Qualitätsdimension das prozentuale Verhältnis aus erreichter und erreichbarer Punktzahl nach folgender Formel zu ermitteln und in die entsprechende Auswertungsvorlage einzutragen (Tabelle 2, Spalte »Score in Prozent«):

$$Score\ in\ Prozent = \left(\frac{erreichter\ Punktwert}{erreichbarer\ Punktwert} \right) \times 100$$

Zur Veranschaulichung finden sich in der folgenden Tabelle die Bewertungsergebnisse eines fiktiven Programms »Gesund in der Schule«.

Tabelle 2: Qualitätsbewertung des fiktiven Programms »Gesund in der Schule«

Qualitätsdimension	erreichte Punkte	erreichbare Punkte	Score in %
I Konzeptqualität	13	24	54,2 %
II Strukturqualität	9	14	64,3 %
III Prozessqualität	5	10	50,0 %
IV Ergebnisqualität	7	16	43,8 %
Gesamtscore in Prozent			53,1 %

Die Überführung der Punktzahlen in ein prozentuales Verhältnis hat den Vorteil, dass alle Qualitätsdimensionen mit dem gleichen Gewicht in die Gesamtbewertung einfließen. In der weiteren Interpretation der Ergebnisse werden ausschließlich die Prozentwerte berücksichtigt. Dazu sind fünf Qualitätsränge gebildet worden (Tabelle 3). Sie erlauben eine differenzierte Bewertung und vergleichende Einordnung der einzelnen Qualitätsdimension wie auch des von dem jeweiligen Programm erreichten Gesamtergebnisses (siehe Tabelle 2, »Gesamtscore in Prozent«). Dieser Gesamtprozentwert wird als Durchschnitt der in den vier Qualitätsdimensionen jeweils ermittelten Prozentwerte berechnet:

$$Gesamtprozent = \frac{(Prozent\ KQ + Prozent\ SQ + Prozent\ PQ + Prozent\ EQ)}{4}$$

Für eine angemessene Interpretation der Ergebnisse wird allerdings ausdrücklich empfohlen, neben der Bewertung der Gesamtqualität des Programms auch die Ergebnisse der einzelnen Qualitätsdimensionen zu berücksichtigen (siehe Infobox 4). Nur dann lässt sich ein detailliertes Bild über die Stärken und Schwächen eines Programms zeichnen.

Infobox 4: Grenzfälle der Anwendung des Q^{GPS}-Verfahrens

In seltenen Ausnahmefällen ist es denkbar, dass ein Programm in einer Qualitätsdimension lediglich ein Problem- oder Schwellenniveau erreicht, aber
durch hohe Qualitätsbewertungen in anderen Dimensionen (z. B. Leistungs-
oder Exzellenzniveau) dennoch insgesamt mit einer mittleren bis hohen
Gesamtbewertung abschließt. Um solche Ausnahmefälle detailgenau zu
visualisieren, sind neben der Gesamtbewertung auf jeden Fall die in den
einzelnen Qualitätsdimensionen erreichten Ergebnisse zurückzumelden.
Vorstellbar sind zudem Programme, die in einer Qualitätsdimension keine
Punkte erhalten. Dies ist vor allem für solche Programme der Fall, welche
aufgrund ihrer Aktualität noch keine Evaluation durchgeführt oder abgeschlossen haben. Als Faustregel gilt, dass bei neuen Programmen, zu denen
noch keine Informationen zur Evaluation vorliegen, die Dimension Ergebnisqualität aus der Bewertung ausgeschlossen werden kann. Wurde drei
Jahre nach Erscheinen bzw. Veröffentlichung des Programms noch immer
keine Evaluation durchgeführt, so wird die Dimension Ergebnisqualität in
die Bewertung einbezogen, wobei die einzelnen Qualitätsmerkmale mit null
Punkten (d. h. nicht erfüllt) bewertet werden.

Tabelle 3: Qualitätsränge des Q^{GPS}-Verfahrens

Interpretation der Qualitätsergebnisse		
≤ 19,9 %	Problem-niveau	Defizite in zentralen Bereichen der Qualitätsanforde-rungen dominieren – substanzielle Grundlagen sind nicht/kaum erkennbar.
20 – ≤ 40,9 %	Schwellen-niveau	Defizite in zentralen Bereichen der Qualitätsanforde-rungen überwiegen – substanzielle Grundlagen sind jedoch in einigen Bereichen vorhanden.
41 – ≤ 60,9 %	Durchschnitts-niveau	Der Erfüllungsgrad der Qualitätsanforderungen über-wiegt gegenüber den Defiziten, substanzielle Grund-lagen sind vielfach vorhanden.
61 – ≤ 80,9 %	Leistungs-niveau	Die Qualitätsanforderungen werden überwiegend erfüllt, Defizite sind nur noch vereinzelt erkenn-bar, teilweise bis überwiegend wird Vorbildcharakter erreicht.
≥ 81 %	Exzellenz-niveau	Die Qualitätsanforderungen werden nahezu voll-ständig erfüllt, es besteht fast durchgehend Vorbild-charakter.

Für das fiktive Programm »Gesund in der Schule« (siehe Tabelle 2) ergibt sich zusammenfassend das folgende Bewertungsbild:

– Konzeptqualität (54,2 %) = Durchschnittsniveau,
– Strukturqualität (64,3 %) = Leistungsniveau,
– Prozessqualität (50,0 %) = Durchschnittsniveau,
– Ergebnisqualität (43,8 %) = Durchschnittsniveau.

Der Durchschnitt der Prozentwerte aller Qualitätsdimensionen beträgt 53,1 %. Wird dieser Wert unter Anwendung der fünf Qualitätsränge interpretiert, so ergibt sich für das gesamte fiktive Programm »Gesund in der Schule« ein Durchschnittsniveau.

Zur möglichen Auszeichnung von Programmen: Um diejenigen Programme, die sich nach der externen Bewertung durch das Q^GPS-Verfahren (Fremdevaluation) als besonders qualitätsvoll erweisen, eine höhere Sichtbarkeit und Wertschätzung zu verleihen, ist es möglich, ein Qualitätszertifikat zu vergeben. Als Richtlinie gilt, dass:

– der prozentuale Gesamtscore des zu bewertenden Programms mindestens einen Wert von ≥ 70 Prozent erreicht,
– in jeder Qualitätsdimension mindestens die 50-Prozent-Schwelle überschritten wird.

Eine Vorlage für ein solches Qualitätszertifikat und Voraussetzungen für dessen Verwendung finden sich auf der Internetseite www.qgps.de.

6.3 Erstellen einer Ergebnisrückmeldung

Mit dem Q^GPS-Verfahren ist das Anliegen verbunden, über die Qualitätsbewertung von Programmen hinaus zu einer systematischen Qualitätsentwicklung beizutragen. Impulse für eine Qualitätsentwicklung können jedoch nur dann gesetzt werden, wenn die Ergebnisse der Qualitätsbewertung an den Anbieter bzw. Verantwortlichen des jeweiligen Programms in angemessener Form zurückgemeldet werden. Diese Rückmeldung sollte mindestens drei Teile umfassen:

– *Informationen zum Qualitätsverfahren und zum Bewertungsvorgehen:* Zunächst ist dem Programmverantwortlichen transparent zu machen, wie die Qualität des Programms bestimmt wurde. Hierfür sind grundlegende Informationen zu den Zielen, dem verwendeten Qualitätsverfahren sowie zum Bewertungsvorgehen, das heißt den verantwortlichen Personen/Akteuren, den einbezogenen Quellen etc. zu geben, die im Sinne der Vertrauensbildung Auskunft über die Qualität und Glaubwürdigkeit des Vorgehens ermöglichen. Dies hat nicht nur einen positiven Einfluss auf die Akzeptanz der Ergebnisse, sondern kann ebenfalls die Bereitschaft erhöhen, an der Weiterentwicklung des eigenen Programms zu arbeiten.

– *Detaillierte Ergebnisrückmeldung/Erstellung eines Qualitätsprofils:* Die Ergebnisrückmeldung orientiert sich an der Struktur des Q^{GPS}-Verfahrens (d. h. den Qualitätsdimensionen, -bereichen und -merkmalen) und sollte neben einer Darstellung der identifizierten Entwicklungspotenziale ebenfalls bereits vorhandene Stärken des bewerteten Programms ausreichend würdigen. Dabei gilt es, nicht nur die erreichten Punkte des gesamten Programms sowie der einzelnen Qualitätsdimensionen aufzuführen, sondern auch zu beschreiben, bezüglich welcher Aspekte das Programm Qualitätslücken aufweist. So ergeben sich für das in Tabelle 2 dargestellte (fiktive) Programm »Gesund in der Schule« deutliche Qualitätslücken im Bereich »Ergebnisqualität«. Bei der Ergebnisrückmeldung sollten daher konkret jene Aspekte aufgeführt werden, welche dazu geführt haben, dass diese Qualitätsdimension mit einer geringen Qualität bewertet wurde. Eine weitere Möglichkeit zur Illustration der Ergebnisse besteht in der Verwendung von so genannten Benchmarks. Hierbei handelt es sich um Vergleichswerte anderer Programme bezüglich der erreichten Ergebnisse einzelner Qualitätsdimensionen oder -bereiche. Voraussetzung hierfür ist, dass die Programme auch hinsichtlich ihrer Bedingungen und Inhalte miteinander verglichen werden können (»faire Vergleiche«; Kliche et al., 2004, S. 131) und dass eine genügend große Anzahl bereits bewerteter Programme vorliegt.

– *Ableitung von Handlungsempfehlungen:* Unter Würdigung vorhandener Stärken soll die Ergebnisrückmeldung mit der Angabe von Handlungsempfehlungen schließen. Sinnvoll ist hier das Erstellen einer Prioritätenliste, in der den Bereichen, die mit einer geringen Qualität bewertet wurden, die höchste Dringlichkeit eingeräumt wird (im Fall des fiktiven Programms »Gesund in der Schule« wäre das der Bereich der Ergebnisqualität). Eine gute Grundlage für die Formulierung von Empfehlungen stellen die Merkmalsbeschreibungen sowie die Bewertungshinweise dar, da an dieser Stelle für jedes Merkmal herausgestellt wurde, warum diese für die Qualität eines Programms entscheidend ist und unter welchen Voraussetzungen die jeweiligen Anforderungen erfüllt sind.

Insgesamt sollte die Ergebnisrückmeldung möglichst standardisiert erfolgen, so dass sich der Aufwand für die Erstellung mit zunehmender Erfahrung reduziert. Dabei ist die Rückmeldung möglichst einfach und verständlich zu halten, wobei der Einsatz von Fachtermini begrenzt werden sollte. Ein Beispiel für eine Ergebnisrückmeldung findet sich in Kapitel 8.4. Um zu überprüfen, ob und in welchem Ausmaß die Ergebnisrückmeldung einen Entwicklungsimpuls ausgelöst hat, ist der Entwicklungsfortschritt durch eine regelmäßige Neubewertung des entsprechenden Programms zu überprüfen. Auch diese Ergebnisse sollten in der beschriebenen Form an die Programmverantwortlichen zurückgemeldet werden.

6.4 Potenzielle Probleme bei der Anwendung und Lösungswege

Trotz der hohen Standardisierung des Q^{GPS}-Verfahrens können im Zuge der Anwendung des Verfahrens unterschiedliche Schwierigkeiten auftreten. Ziel dieses Abschnitts ist es, mögliche Probleme zu benennen und bereits im Vorfeld denkbare Lösungsmöglichkeiten aufzuzeigen.

– *Informationsbeschaffung als Grundlage der Qualitätsbewertung:* Um ein Programm hinsichtlich seiner Qualität umfassend bewerten zu können, werden viele Informationen benötigt. Neben direkt zugänglichen Informationen wie Bücher und Programmmanuale besteht zu einigen Informationen nur ein eingeschränkter Zugriff. Hierzu zählen zum Beispiel wissenschaftliche Zeitschriftenartikel, unveröffentlichte Berichte (so genannte graue Literatur) oder Manuale, die erst nach Teilnahme an Programmschulungen oder gegen Gebühr verfügbar werden. Um sicherzustellen, dass alle relevanten Informationen für die Bewertung des Programms berücksichtigt werden, ist es empfehlenswert, den Anbieter bzw. Programmverantwortlichen möglichst frühzeitig in den Bewertungsprozess einzubeziehen und um die benötigten Informationen zu bitten. Wie bereits an anderer Stelle betont, sollten in die Bewertung jedoch nur schriftlich fixierte Informationen eingehen, da es sich im Gegensatz zu mündlichen Informationen hierbei um eine belastbarere Datenquelle handelt.
– *Unklarheiten bei der Bewertung:* Obgleich vor allem die Bewertung der Qualitätsmerkmale entlang eines regelgeleiteten Vorgehens erfolgt, ist nicht auszuschließen, dass bei der Bewertung einzelner Merkmale Unklarheiten auf-

treten können. Ist dies der Fall, so sind die Ergebnisse mit den Bewertungen des Zweitprüfers zu vergleichen. Treten Abweichungen in den Urteilen zwischen beiden Prüfern auf, so sind diese zu diskutieren. Lässt sich kein Konsens herstellen, wird empfohlen, die Fachmeinung einer dritten Person einzuholen. Da es sich bei dem Q^{GPS}-Verfahren um ein rigoroses (d. h. unter Verwendung strenger Standards) Bewertungsverfahren handelt, sollten die Merkmale, für die keine Informationen vorliegen (auch nach Kontaktaufnahme mit dem Anbieter), als nicht erfüllt (d. h. 0 Punkte) bewertet werden.

– *Orientierung am Qualitätsideal:* Im Q^{GPS}-Verfahren wurden Qualitätsanforderungen definiert, wie sie sich aus der Theorie, der Interventionsforschung sowie der Praxis ableiten ließen. Es wird davon ausgegangen, dass bei einer Erfüllung aller Anforderungen eine hohe Qualität von schulbasierten Programmen der Gesundheitsförderung und Prävention gegeben ist. In die Verfahrensentwicklung sind daher Merkmale eingeflossen (insbesondere bildungsbezogene), von denen angenommen werden kann, dass sie bislang erst von wenigen Programmen erfüllt werden. Gleichwohl sind die Autoren der Auffassung, dass diese Merkmale zukünftig von allen schulischen Programmen der Gesundheitsförderung und Prävention zu erfüllen sind, wenn sie ein hohes Qualitätsniveau für sich beanspruchen möchten. Sie können daher auch als »Zukunftsmerkmale« bezeichnet werden (siehe Kapitel 5, Q^{GPS}-Checkliste, Merkmal I.1.5, I.2.7, II.2.3, III.1.1, IV.1.1, IV.1.5). Mit dieser Ausrichtung an einem Qualitätsideal ist das Q^{GPS}-Verfahren entwicklungsorientiert. Demzufolge wird auch der Anteil der Programme, die in allen Qualitätsdimensionen mit einem Leistungs- oder Exzellenzniveau (siehe Tabelle 3) abschließen, voraussichtlich zunächst geringer ausfallen. Dies ist bei der Interpretation der Bewertungsergebnisse und seiner Rückmeldung an die Programmverantwortlichen zu berücksichtigen.

– *Anforderungen an die Prüfer:* Die vorangegangenen Ausführungen machen deutlich, dass die Qualität der Bewertungen maßgeblich von den Qualifikationen der Qualitätsprüfer mitbestimmt wird. Folglich ist zu gewährleisten, dass die begutachtenden Personen vor Anwendung des Q^{GPS}-Verfahrens ausreichend Gelegenheit haben, sich mit dem Verfahren und seiner Anwendung ausführlich auseinanderzusetzen und entsprechend geschult worden sind. Ferner ist sicherzustellen, dass eine Beeinflussung dieser Personen durch äußere Umstände (z. B. persönliche Involviertheit in ein zu bewertendes Programm) ausgeschlossen ist.

7 Instruktionen zur Arbeit mit den Q^GPS-Indikatoren

Dieses Kapitel dient der Einführung in die Arbeit mit den Indikatoren, welche als Grundlage für die Bewertung von gesundheitsbezogenen Programmen in der Schule herangezogen werden. Vorab noch einmal zur Erinnerung: Den Rahmen des Bewertungssystems bilden die vier vorgestellten Qualitätsdimensionen: Konzeptqualität, Strukturqualität, Prozessqualität und Ergebnisqualität (siehe Kapitel 4.4). Diese Dimensionen wurden durch jeweils zwei Qualitätsbereiche weiterführend differenziert (siehe Kapitel 5). Ausgehend von fachlich empirischen Erkenntnissen (»evidenced based practice«) und praktischen Erfahrungen (»practice based evidence«) sind spezifische Anforderungen an qualitativ hochwertige Programme der Gesundheitsförderung und Prävention in Schulen abgeleitet worden. In einem weiteren Differenzierungsschritt wurden hieraus Qualitätsmerkmale in Form von Leitfragen entwickelt. Diese Merkmale sind schließlich in Form differenzierter Qualitätsindikatoren einer objektiven Bewertung zugänglich gemacht worden.

Erst diese Beschreibungen liefern die zentrale Grundlage für eine valide und zuverlässige Anwendung der Q^GPS-Checkliste und damit für eine tragfähige Programmbewertung. Demzufolge ist eine möglichst genaue Befolgung der Vorgaben zur Bewertung der einzelnen Indikatoren unerlässlich. Nur so kann eine hohe Zuverlässigkeit der Ergebnisse erzielt werden.

Mit dem Ziel ein einheitliches Verständnis aufzubauen, geben die Beschreibungen der Qualitätsmerkmale zunächst darüber Auskunft, wie jedes Merkmal zu verstehen ist bzw. was jeweils genau hiermit bewertet werden soll. Um sicherzustellen, dass unterschiedliche Nutzer bei der Bewertung eines Programms zu vergleichbaren Ergebnissen gelangen, wurden die Merkmale weitestgehend standardisiert. Somit ist neben ihrer allgemeinen Beschreibung ebenfalls festgelegt, unter welchen Bedingungen ein Punkt (teilweise erfüllt) oder zwei Punkte (vollständig erfüllt) zu vergeben sind. Sind die Anforderungen für die Vergabe von mindestens einem Punkt nicht erfüllt, so ist der jeweilige Indikator mit null Punkten (nicht erfüllt) zu bewerten. Der Bewertung der Indikatoren liegen drei Vorgehensweisen zugrunde, aus denen sich unterschiedliche Bewertungsmaßstäbe ergeben:

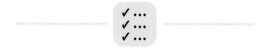

1. *Listenvorgehen:* Diese Indikatorbeschreibungen enthalten eine Liste mit einer unterschiedlichen Anzahl zugeordneter Anforderungen. Es ist zu prüfen, wie viele der Aspekte jeweils von dem zu bewertenden Programm erfüllt werden. Ab welcher Anzahl erfüllter Anforderungen ein oder zwei Punkte zu vergeben sind, ist jeweils genau festgelegt. Diese Indikatoren (z. B. I.1.1, III.1.1) sind mit einem »Liste«-Symbol versehen.

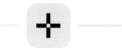

2. *Additives Vorgehen:* Diese Indikatorbeschreibungen enthalten zwei aufeinander aufbauende Anforderungen. Ein Punkt ist zu vergeben, wenn die zuerst beschriebene Anforderung erfüllt ist. Zwei Punkte können nur dann vergeben werden, wenn neben der ersten Anforderung ebenfalls die zweite Anforderung erfüllt wird. Diese Indikatoren (z. B. I.1.3, II.1.3) sind mit einem »Plus«-Symbol gekennzeichnet.

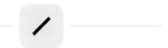

3. *Getrenntes Vorgehen:* Diese Indikatorbeschreibungen enthalten zwei nicht zusammenhängende Anforderungen. Die Punktvergabe erfolgt somit unabhängig voneinander, da jeder Indikator eigene Anforderungen umfasst, die jeweils für sich erfüllt sein können, ohne dabei von der jeweils anderen Anforderung abhängig zu sein. Diese Indikatoren (z. B. I.1.4; II.1.2) sind mit einem »Getrennt«-Symbol versehen.

7.1 Konzeptqualität

Die Dimension Konzeptqualität beinhaltet Überlegungen und Informationen zur grundlegenden Ausrichtung des Programms sowie dessen Planungsgrundlagen. Im Q^{GPS}-Verfahren werden daher zwei Qualitätsbereiche unterschieden: (1) Leitorientierungen und -prinzipien (z. B. ganzheitliches Verständnis von Gesundheit, Verankerung von Partizipation) sowie (2) Programmgrundlegung und -planung (z. B. Spezifika der Zielgruppe und/oder Adressaten, theoretische Fundierung).

Qualitätsbereich I.1: Leitorientierungen und -prinzipien

I.1.1: Liegt dem Programm ein ganzheitliches Gesundheitsverständnis zugrunde?

Ein ganzheitliches Verständnis von ⟩ Gesundheit umfasst gemäß der Weltgesundheitsorganisation (WHO, 1998) physische, psychische, soziale, ökologische sowie auch spirituelle Aspekte, welche in wechselseitigem Bezug zueinander stehen und sich gegenseitig beeinflussen. Diese gilt es im Rahmen eines ⟩ gesundheitsbezogenen Programms in angemessener Weise zu berücksichtigen. Dies ist auch aus inhaltlicher Sicht geboten, da eine Vielzahl gesundheitsbezogener Probleme einer mehrperspektivischen Betrachtung von Gesundheit bedarf. So sind in einem Programm zur Förderung der ⟩ psychischen Gesundheit unter anderem ebenfalls soziale Aspekte zu berücksichtigen, da die soziale Unterstützung durch enge Freunde eine zentrale Ressource für die psychische Gesundheit darstellt (Bettge u. Ravens-Sieberer, 2003; Ravens-Sieberer et al., 2007). Des Weiteren sollten in der ⟩ Prävention von Übergewicht neben physischen ebenfalls psychische (Förderung des Selbstwertgefühls und Körperselbstbilds) sowie soziale Aspekte (Freunde) bedacht werden. So lässt sich der aktuellen Forschungslage entnehmen, dass Übergewicht im Kindes- und Jugendalter insbesondere auch mit verschiedenen psychischen Problemen einhergeht (Eschenbeck et al., 2009; Warschburger, 2005).

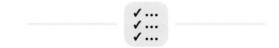

- 1 Punkt: Das Programm adressiert auf der Basis eines ganzheitlichen Gesundheitsverständnisses zwei der nachfolgend aufgelisteten Aspekte:
  • soziale Aspekte (z. B. soziale Unterstützung, soziales Netzwerk, soziale Kompetenzen),

- körperliche Aspekte (z. B. Fitness, Vitalparameter, Halte- und Bewegungs-apparat, Gewicht),
- psychische Aspekte (z. B. Zufriedenheit, Selbstwirksamkeit, Optimismus, Bewältigungsfähigkeiten),
- ökologische Aspekte (Sanitäranlagen, Räumlichkeiten, Pausenhof, Lichtan-lagen, Sitzmobiliar, Nahrungsmittelversorgung),
- spirituelle Aspekte (Sinnfindung, Glauben, Religion, kulturelle Identität).
- 2 Punkte: Das Programm adressiert auf der Basis eines ganzheitlichen Gesund-heitsverständnisses mehr als zwei der genannten Aspekte von Gesundheit. Diese sind nachvollziehbar anhand von konkreten Programminhalten veran-schaulicht.

I.1.2: Ist das Programm an einer Förderung von Ressourcen ausgerichtet?

Neben dem in I.1.1 geforderten ganzheitlichen Gesundheitsverständnis ist zu prüfen, ob das Programm grundlegend auf einem positiven Verständnis von Gesundheit basiert. In Abgrenzung zu einer ausschließlich krankheits- und defizitorientierten Sichtweise fokussiert ein positives oder auch als › salutoge-netisch bezeichnetes Verständnis von Gesundheit auf die gesundheitsförderli-chen Ressourcen von Menschen, die einen angemessenen Umgang mit den all-täglichen Belastungen und Anforderungen (i. S. von › Widerstandsressourcen) ermöglichen sowie der Gesundheit zuträgliche Entscheidungen begünstigen (Antonovsky, 1997; WHO, 1998). Während Schutzfaktoren jedoch ausschließ-lich in Belastungssituationen wirksam werden, ist an dieser Stelle ausdrücklich von › Gesundheitsressourcen die Rede, welche nach Faltermaier (2005, S. 157) dauerhaft verfügbare Kräfte oder Merkmale einer Person, sozialen Gruppe oder Umwelt darstellen, die einen positiven Einfluss auf die Gesundheit aus-üben können. Dabei lassen sich, wie weiter unten aufgeführt, unterschiedliche Kategorien von Gesundheitsressourcen bestimmen (z. B. personal psychische Ressourcen). Zusätzlich in der untenstehenden Liste aufgenommen sind so genannte › Lebenskompetenzen, welchen ebenfalls ein positiver Einfluss auf das gesundheitliche Wohlbefinden zugesprochen wird (Bühler u. Heppekau-sen, 2005; WHO, 1994). In bildungsbezogener Hinsicht finden sich hier deut-liche Parallelen zu Basisfähigkeiten wie Selbst-, Sozial- und Sachkompetenzen (Löwisch, 2000; siehe auch die von der OECD definierten Schlüsselkompetenzen, OECD, 2005). Demzufolge kann diesen Ressourcen neben einer Gesundheits-ebenfalls eine Bildungsrelevanz zugesprochen werden. Neben diesen eher auf die Person bezogenen Ressourcen sind ebenfalls strukturelle bzw. organisationale

Ressourcen zu nennen, welche nachgewiesener Maßen ebenfalls einen förderlichen Einfluss auf die Gesundheit entfalten können. Hierzu gehören Merkmale des › Schul- und Klassenklimas (Freitag, 1998; Satow, 2001), aber auch organisationale Werte und Normen, welche im Ansatz der positiven Jugendentwicklung als Kontextmerkmale bezeichnet werden (Dadaczynski et al., 2011; Witteriede u. Michaelsen-Gärtner, 2012).

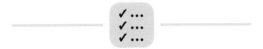

- 1 Punkt: Das Programm fördert gezielt Ressourcen in zwei der nachfolgend aufgeführten Kategorien:
  - personal-psychische Ressourcen: Persönlichkeitsmerkmale (Selbstwirksamkeitsüberzeugung, Optimismus, stabile Ich-Identität, Selbstwertgefühl), Handlungskompetenzen (rationale, flexible, vorausschauende Bewältigungsstrategien, soziale Kompetenzen, präventive Orientierung in der Lebensführung), kognitive Kompetenzen (Gesundheitswissen);
  - körperlich-konstitutionelle Ressourcen: Immunkompetenz (Fähigkeit, Krankheiten abzuwehren), Stabilität des vegetativen und kardiovaskulären Systems, physische Fitness, gutes Körpergefühl (Wahrnehmung von Grenzbelastungen);
  - sozial-interpersonale Ressourcen: soziale Unterstützungsressourcen (Empathie, Frustrationstoleranz, Abrufen sozialer Unterstützung), soziale Netzwerke;
  - allgemeine Lebenskompetenzen: sich selbst kennen und mögen, emphatisch sein, kritisches und kreatives Denkvermögen, Kommunikations- und Beziehungsfähigkeit, abgewogene Entscheidungen treffen können, Fähigkeit zur Problemlösung, Stressbewältigung und Emotionsregulation;
  - organisationale Ressourcen: Schulklima, Schulkultur, optimierte Prozessabläufe, › Schulleitbild, Arbeitsgruppen.
- 2 Punkte: Das Programm fördert gezielt Ressourcen aus mehr als zwei der oben aufgeführten Kategorien und gründet in einem ausgewiesenen Ressourcenkonzept (z. B. Konzept der Lebenskompetenzen).

I.1.3: Ist Partizipation im Programm als Leitprinzip verankert?

Unter › Partizipation lässt sich allgemein die Beteiligung von Personen bei der Planung und Realisierung von Maßnahmen und Prozessen verstehen. Entscheidend für den Erfolg eines gesundheitsbezogenen Programms ist dabei, dass seine ›Zielgruppe (z. B. Schüler, Lehrkräfte, nicht unterrichtendes Personal) und Adressaten (z. B. Eltern, Lehrer, Ärzte, Schulsozialarbeiter) nicht als passive Leistungsempfänger, sondern vielmehr als aktiv Teilhabende des gesamten Programms verstanden werden (Simovska u. Jensen, 2009). Aktiv meint dabei, dass die Zielgruppen und die Adressaten nicht lediglich angehört werden, sondern an Entscheidungsprozessen beteiligt werden, besser noch die Möglichkeit haben, diese zu beeinflussen. Erst dann kann von einer gelungenen Partizipation gesprochen werden (vgl. Wright et al., 2010). Selbstverständlich unterscheidet sich das Ausmaß an Partizipation mit dem Alter der Heranwachsenden, sollte jedoch bereits für Kinder in der Primarstufe in Grundform angelegt sein.

– 1 Punkt: Es ist explizit beschrieben, wie die Zielgruppen und/oder Adressaten Einfluss auf die Programmdurchführung nehmen können. Hierzu zählen unter anderem folgende Möglichkeiten:
  • die Auswahl von zu behandelnden Themen (inhaltliche Ebene),
  • die Auswahl variierbarer Übungsbausteine aus dem Programmspektrum (inhaltlich-strukturelle Ebene),
  • die Auswahl möglicher Durchführungsorte/-zeiten (räumlich-zeitliche Ebene).
  Jedoch ist Partizipation nicht durchgängig in allen Bestandteilen des Programms verankert, sondern lediglich in einzelnen Modulen/Einheiten/Teilmaßnahmen.
– 2 Punkte: Zusätzlich zu den Vorgaben für einen Punkt ist Partizipation durchgängig in allen Bestandteilen des Programms verankert. ODER[6]: Zusätzlich sind Programmbestandteile ausgewiesen, deren Durchführung von der Zielgruppe und/oder den Adressaten organisiert bzw. geleitet werden können (Organisation eines Theaterstücks, Projekttags) oder in denen Vertreter der Zielgruppen und/oder Adressaten verantwortlich mitwirken können (schulische ›Steuerungsgruppen, Kooperationsgremien, Arbeitsgruppen). ODER: Zusätzlich wurden die Zielgruppe und/oder Adressaten explizit in die Planung des Programms einbezogen (z. B. auf der Grundlage einer schriftlichen und/oder mündlichen Befragung über deren Umsetzungswünsche und -erwartungen).

---

6 Damit die Bewertung möglichst passgenau die tatsächliche Programmsituation erfasst, sind an einigen Stellen unterschiedliche Möglichkeiten aufgeführt, welche mit einem ODER getrennt sind. Bitte nutzen Sie hier jene Bewertungsoption, die Ihrer Meinung nach am besten auf das Programm anwendbar ist. Trifft keine Option zu, so vergeben Sie keinen Punkt.

I.1.4: Verknüpft das Programm verhaltensbezogene und verhältnisbezogene Maßnahmen?

› Verhaltensbezogene Maßnahmen fokussieren auf individuelle Einstellungen und Verhaltensweisen der in Schulen lernenden und arbeitenden Personengruppen (z. B. in Bezug auf: Ernährung, Bewegung, Stressbewältigung, Drogenkonsum, Konfliktbewältigung) und deren Beeinflussung. › Verhältnisbezogene Maßnahmen nehmen hingegen die physischen Rahmenbedingungen, die sozial-kommunikative Umgangs-, Unterstützungs- und Konfliktkultur, die Organisationsprozesse von Schulen sowie deren Umfeldbeziehungen (Kooperation mit den Erziehungsberechtigten, Jugendhilfeträgern, anderen Schulen etc.) in den Blick und versuchen, diese förderlich zu beeinflussen.

- 1 Punkt: Das Programm fokussiert auf die Beeinflussung von Einstellungen und Verhaltensweisen (z. B. in Bezug auf Ernährung, Bewegung und Stressbewältigung), zeigt aber vereinzelt Bezüge zu den Rahmenbedingungen und Verhältnissen der Schule (z. B. Maßnahmen zur Gestaltung des Schulhofes). Gleiches gilt für den umgekehrten Fall: Das Programm fokussiert mehrheitlich auf die Verhältnisebene mit geringem Anteil von verhaltensorientierten Maßnahmen. Insgesamt besteht hier ein deutliches Ungleichgewicht zwischen verhaltens- und verhältnisorientierten Maßnahmen. Zudem sind die unterschiedlichen Maßnahmen nicht in ein Gesamtkonzept integriert.
- 2 Punkte: Das Programm adressiert sowohl verhaltens- als auch verhältnisorientierte Aspekte. Wechselseitige Bezüge zwischen den Maßnahmen sind klar dargestellt. So werden verhaltensbezogene und verhältnisbezogene Maßnahmen nicht nur parallel durchgeführt, sondern sind sinnvoll miteinander verknüpft, besser noch in einem Gesamtkonzept (z. B. › »Gesundheitsfördernde Schule« oder › »gute gesunde Schule«) systematisch integriert.

I.1.5: Trägt das Programm zur Erfüllung des schulischen Bildungs- und Erziehungsauftrags bei?

Die Kernaufgabe von Schule besteht in der Erfüllung des › Bildungs- und Erziehungsauftrages, der jeweils in den Schulgesetzen der Länder verankert ist. Auch wenn die meisten Bundesländer das Thema Gesundheit in den entsprechenden

Paragrafen bedenken, stellt der Anspruch an Schulen, dieses Thema zu bedienen, zunächst einmal eine Mehrbelastung dar, so dass hier nicht immer von einer optimalen Motivationslage für eine Integration des Programms in den Schulalltag ausgegangen werden kann. Vielmehr ist anzunehmen, dass Programme bessere Chancen haben, ihr Angebot erfolgreich in Schulen durchzuführen und zu verstetigen, wenn es ihnen gelingt, ihre Zielsetzungen systematisch mit den pädagogischen Zielen von Schulen in Verbindung zu bringen, also neben einer Gesundheits- ebenfalls eine Bildungsrelevanz aufzuzeigen. Dies ist auch aus inhaltlichen Überlegungen sinnvoll. So zeigen eine Reihe von Forschungsbefunden, dass zum Beispiel zwischen den gesundheitsbezogenen Themen Ernährung (Shore et al., 2008), körperliche Aktivität (Taras, 2005), psychische Gesundheit (Griebler et al., 2009) einerseits und bildungsbezogene Variablen (z. B. Schulleistung) andererseits deutliche Zusammenhänge bestehen. Aktuelle Übersichtsarbeiten kommen unter Berücksichtigung von längsschnittlich angelegten Untersuchungen zu dem Ergebnis, dass Gesundheit einen Einfluss auf die Schulleistung haben kann (Dadaczynski, 2012a; Suhrcke u. de Paz Nieves, 2011, siehe Kapitel 2). Gesundheitsbezogene Programme sollten daher anstreben, einen Beitrag zur Unterstützung von Schulen bei der Erfüllung ihres Bildungs- und Erziehungsauftrags zu leisten.

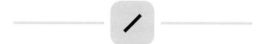

- 1 Punkt: Das Programm weist grundlegende Bezüge zwischen seinen Inhalten und den gesetzlich festgeschriebenen Regelungen des Bildungs- und Erziehungsauftrags von Schule aus bzw. setzt vereinzelt an den Lehrplaninhalten von Schule an. Jedoch sind die Bezüge nicht systematisch, sondern lediglich für einzelne Programminhalte ersichtlich.
- 2 Punkte: Die Ausrichtung am Bildungs- und Erziehungsauftrag ist über alle zentralen Programmbestandteile als roter Faden ersichtlich. Es sind deutliche Bezüge zu einem Referenzrahmen für Schulqualität (▸ Qualitätssystem Schule, z. B. Orientierungsrahmen Schulqualität, Qualitätstableau Schulqualität, Qualitätsrahmen für Ganztagsschulen) ausgewiesen. Es wird in diesem Sinne deutlich gemacht, wie und an welcher Stelle das Programm bzw. seine Inhalte die ▸ Bildungs- und Erziehungsqualität zu steigern versucht (z. B. in Form einer Tabelle, in welcher die Programminhalte den jeweiligen Kategorien des schulischen Qualitätsrahmens gegenübergestellt werden).

Qualitätsbereich I.2: Programmgrundlegung und -planung

I.2.1: Sind die Zielgruppe und/oder Adressaten vor dem Hintergrund des Bedarfs bestimmt?

Voraussetzung und Legitimation für jede gesundheitsrelevante Maßnahme ist, dass es hierfür einen nachgewiesenen Bedarf gibt (Peters et al. 2004; Ruckstuhl et al. 2001; Walter et al. 2001). Dieser leitet sich einerseits aus ‣ epidemiologischen Untersuchungsbefunden zur allgemeinen gesundheitlichen Situation sowie auch zu Fragen des ‣ Gesundheitsverhaltens (z. B. Ernährung, Bewegung, Alkoholkonsum) oder auch dem Vorliegen spezifischer ‣ gesundheitsbezogener Risikofaktoren ab.

Ausgehend von der Bedarfsabschätzung muss aus den verfügbaren Materialien deutlich werden, für welche Zielgruppe und/oder Adressaten das Programm entwickelt wurde (GEP, NIGZ, VIG, 2005; Peters et al., 2004; quint-essenz, 2012). Unter Adressaten werden Personen verstanden, über welche Einfluss auf die eigentliche Zielgruppe im Sinne der Programmzielsetzungen genommen wird. Beispiel: Reduktion von Übergewicht (Zielsetzung) bei Kindern und Jugendlichen (Zielgruppe) zum Beispiel durch Schulung von Erziehungsberechtigten, Lehrpersonal, Ärzten (Adressaten, teilweise auch ‣ Multiplikatoren genannt). Dabei gilt: Je spezifischer deren Analyse und Beschreibung, umso besser. Werden mehrere Zielgruppen und/oder Adressaten angegeben, so ist zu überprüfen, ob jede dieser Gruppen angemessen berücksichtigt wurde.

- 1 Punkt: Das Programm basiert auf einer systematischen Bedarfsanalyse, in welcher aktuelle gesundheitswissenschaftliche Studien genutzt und analysiert wurden. Die Bedarfsbegründung gibt unter anderem Auskunft über die Häufigkeit (d. h. ‣ Prävalenz) der gesundheitlich relevanten Probleme im Kindes- und Jugendalter (z. B. Übergewicht, psychosomatische Störungen, Mobbing) und enthält idealerweise Informationen darüber, ob und wie das Problem hinsichtlich Alter, Geschlecht, ‣ Sozialstatus oder anderer Merkmale verteilt ist. Zudem werden möglicherweise die kurz-, mittel- und langfristigen gesundheitlichen Folgeprobleme, welche ohne eine ‣ gesundheitliche Intervention zu erwarten wären, angeführt.

- 1 Punkt[7]: Die Zielgruppe und/oder Adressaten des Programms sind vor dem Hintergrund der epidemiologischen Bedarfsanalyse definiert. So stellt die Festlegung auf »Kinder und Jugendliche« keine hinreichende Bestimmung dar. Vielmehr sind zentrale Ausgangslagen der Zielgruppe und/oder Adressaten als Differenzierungskriterien möglichst detailliert zu berücksichtigen (z. B. Geschlecht, Alter, kultureller Hintergrund, Sozialstatus, Schulform). Beispiele:
  - alle Schülerinnen und Schüler der Klassenstufen 7–9 an Hauptschulen;
  - Jungen an Förderschulen der Klassenstufen 3–4;
  - Erziehungsberechtigte von Grundschulkindern mit Migrationshintergrund und schlechten Deutschkenntnissen (Adressaten);
  - Mädchen aus Familien mit sozioökonomisch niedrigem Status der Klassenstufen 5–6;
  - pädagogische Fachkräfte an Ganztagsschulen in so genannten sozialen Brennpunktquartieren (Adressaten).

I.2.2: Ist das Programm theoretisch fundiert?

Voraussetzung für ein erfolgreiches Programm ist, dass es auf Grundlage einer Interventionstheorie geplant wurde (Kolip u. Müller, 2009). Dieses theoretische Rahmengerüst gibt einerseits fundiert Auskunft über die ▸ Determinanten des im Programm zu bearbeitenden Themas (z. B. Übergewicht) und andererseits über ein Wirkungsmodell (Smedley u. Syme, 2000), aus dem hervorgeht, unter welchen Bedingungen ein positiver Einfluss auf die Zielvariable (z. B. Reduktion von Übergewicht) möglich ist.

Infobox 5: Theoretische Fundierung

Beispielhaft kann das Modell der sozialkognitiven Informationsverarbeitung (SKI) angeführt werden, welches oftmals für die Entstehung und Erklärung aggressiven Verhaltens Verwendung findet (z. B. Dodge u. Crick, 1990; Lemerise u. Arsenio, 2000). Dieses veranschaulicht den Prozess der sozialkognitiven Informationsverarbeitung über sechs Verarbeitungsschritte (von der Wahrnehmung von Signalen über den Entwurf von Handlungsmöglichkeiten bis hin zur Entscheidung für eine Reaktion und deren Ausführung).

---

7   Bei diesem Indikator handelt es sich um eine Sonderform des getrennten Bewertungsvorgehens: Hier kann für jede Anforderungen unabhängig voneinander ein Punkt vergeben werden. Somit müssen zur Erreichung der Höchstpunktzahl von zwei Punkten beide Anforderungen erfüllt sein.

Kinder und Jugendliche mit Verhaltensproblemen weisen Defizite auf allen sechs Verarbeitungsschritten auf. Für die Praxis der schulischen Gesundheitsförderung bietet das Modell zahlreiche Ansatzpunkte zur Stärkung des Sozialverhaltens, indem gezielt einzelne Verarbeitungsschritte gefördert und trainiert werden können. Verschiedene Programme setzen an diesem empirisch fundierten Modell an, darunter »Faustlos« (Schick, 2010) sowie auch »MindMatters« (Nieskens et al., 2011).

Liegt ein solches Wirkmodell nicht vor, so kann nicht sicher bestimmt werden, welche Methoden und Strategien angemessen sind, einen positiven Einfluss auf die Zielvariable zu nehmen. Zudem kann bei einer fehlenden theoretischen Fundierung nicht erklärt werden, weshalb ein spezifisches Programm bei einer spezifischen Zielgruppe wirkt (Kolip u. Müller, 2009).

- 1 Punkt: Das Programm basiert auf einer schlüssig nachvollziehbaren theoretischen Grundlage, zum Beispiel der Gesundheitsfördernden Schule, der Salutogenese, der ▸ Resilienz, des ▸ Gesundheitsverhaltens, der Erklärung von ▸ gesundheitlicher Ungleichheit oder von Verhaltensproblemen. Diese theoretische Basis ist explizit ausgewiesen.
- 2 Punkte: Auf Grundlage der theoretischen Basis ist zudem ein schlüssiges Wirkungsmodell entwickelt worden, welches angibt, wie die Zielvariable beeinflusst werden kann (z. B. das Modell der sozialkognitiven Informationsverarbeitung, siehe Infobox 5). Für dessen zentrale Annahmen sind empirische Befunde angeführt, das heißt sind Studienergebnisse berichtet, welche das Wirkungsmodell bestätigen. Die Programminhalte sind systematisch aus diesem Wirkungsmodell abgeleitet.

I.2.3: Sind Erfahrungen vergleichbarer Programme in die Planung eingeflossen?

Während der vorangegangene Indikator die theoretische Fundierung erfasst, geht es an dieser Stelle um die Berücksichtigung von praktischen Erfahrungen ähnlicher Programme. Von Interesse ist also, ob bei der Planung des zu bewertenden Programms die »lessons learned« anderer Programme eingeflossen sind (quint-essenz, 2012). Hierzu gehören neben positiven Erkenntnissen (Erfolgs-bedingungen/-strategien) ebenfalls die negativen Erfahrungen (Erfolgsbarrie-ren/Stolpersteine).

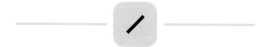

- – 1 Punkt: Das Programm weist konzeptionelle Bezüge zu einem anderen Programm oder einer anderen Maßnahme mit ähnlicher inhaltlicher Ausrichtung auf. Diese sind hinsichtlich einzelner Punkte spezifiziert, jedoch kein zentraler Bestandteil der Programmplanung.
- – 2 Punkte: Es wurden mindestens zwei andere Programme oder Maßnahmen im Rahmen der Entwicklung des zu bewertenden Programms berücksichtigt. Idealerweise wurden dabei die Erfolgsfaktoren und Stolpersteine für die eigene Programmgestaltung analysiert und einbezogen.

I.2.4: Liegt dem Programm ein differenziertes Zielsystem zugrunde?

Ein besonderer Schlüsselfaktor für den Erfolg eines Programms liegt in der präzisen Bestimmung seiner Zielsetzungen (siehe u. a. Ader et al., 2001; Peters et al., 2004; Ruckstuhl et al., 1997). Erfolgversprechende Programme gründen in einem schlüssigen Zielsystem, in dem die Zielebenen: ‣ Richtziel, ‣ Grobziele, ‣ Feinziele sinnvoll aufeinander bezogen und überprüfbar (siehe Infobox 6 sowie das untenstehende Beispiel) formuliert sind. Ein solches Zielsystem stellt nicht nur den Angelpunkt für die Entwicklung eines sinnvollen Programmkonzepts dar, sondern ermöglicht ebenfalls eine systematische Beantwortung der Frage, in wie weit die definierten Programmziele realisiert werden konnten.

Infobox 6: *SMART*-Prinzip

Nur wenn die Programmziele bereits in der Programmentwicklung angemessen, das heißt systematisch und aussagekräftig formuliert wurden, kann nach Durchführung des Programms auch aussagekräftig überprüft werden, ob und in welchem Umfang diese erreicht wurden. Hierfür bietet sich das so genannte *SMART*-Prinzip an. Ziele sind dann *SMART,* wenn sie *s*pezifisch, *m*essbar, *a*ttraktiv / *a*kzeptabel, *r*ealistisch und hinsichtlich ihres Realisierungszeitpunktes *t*erminiert sind (vgl. Nitsch u. Waldherr, 2011).

- 1 Punkt: Das Programm gründet erkennbar in einer präzisen Bestimmung seiner Zielsetzungen. Es sind ein Richtziel und mehrere Grobziele ausgewiesen, die zumindest teilweise logisch aufeinander bezogen und überprüfbar formuliert sind. Dies könnte zum Beispiel wie folgt aussehen:
  - *Richtziel:* Prävention von Übergewicht in der Grundschule in einem Zeitraum von sechs Monaten;
  - *Grobziele:* a) Verbesserung des Wissens der Schülerinnen und Schüler zum Thema Ernährung, b) Etablierung eines gesunden Ernährungsangebots in der Schule, c) Steigerung der körperlichen Aktivität der Schülerinnen und Schüler.
- 2 Punkte: Das Programm gründet in einem schlüssigen Zielsystem, in dem einem Richtziel mehrere Grobziele und diesen jeweils überprüfbare Feinziele zugeordnet sind. Dies könnte wie folgt aussehen:
  - *Richtziel:* Prävention von Übergewicht in der Grundschule in einem Zeitraum von sechs Monaten;
  - *Grobziele:* a) Verbesserung des Wissens der Schülerinnen und Schüler zum Thema Ernährung, b) Etablierung eines nach ernährungswissenschaftlichen Prinzipien ausgerichteten Ernährungsangebots in der Schule, c) strukturelle Verankerung von Gelegenheiten zur körperlichen Aktivität im Schulalltag.
  - *Feinziele:*
    zu a) *Feinziel 1:* die Schülerinnen und Schüler sollen die Ernährungspyramide erklären können, *Feinziel 2:* die Schülerinnen und Schüler sollen Fehlernährungsfolgen beschreiben können (bis nach einem Monat der Programmlaufzeit);
    zu b) *Feinziel 1:* die Schule richtet das Angebot der Schulmensa nach ernährungswissenschaftlichen Prinzipien aus (bis nach drei Monaten der Programmlaufzeit), *Feinziel 2:* die Schule richtet das Angebot der Cafeteria nach ernährungswissenschaftlichen Prinzipien aus (bis nach vier Monaten der Programmlaufzeit);
    zu c) *Feinziel 1:* die Schule etabliert mindestens drei der sechs vom Programm angebotenen Bewegungsstationen auf dem Schulhof (bis nach fünf Monaten der Programmlaufzeit), *Feinziel 2:* das Lehrpersonal der Schule führt zu Beginn jeder Unterrichtsstunde eine fünfminütige Bewegungsübung durch (bis nach sechs Monaten der Programmlaufzeit).

I.2.5: Sind Strategien zur Erreichung der Zielgruppe/der Adressaten beschrieben?

Schulen bieten gesundheitsbezogenen Programmen in der Regel einen relativ einfachen und stabilen Zugang zu Kindern und Jugendlichen, zu Lehrkräften und auch leichteren Zugang zu den Erziehungsberechtigten. Die Tatsache eines allgemein guten Zugangs zu den Zielgruppen und/oder Adressaten ist jedoch kein Garant dafür, dass diese auch tatsächlich optimal erreicht werden. Vielmehr muss aus dem zu bewertenden Programm deutlich hervorgehen, mit welchen Strategien deren möglichst ➤ niedrigschwellige Erreichbarkeit sichergestellt werden soll.

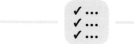

- – 1 Punkt: Es wird eine Strategie genannt, mit der sichergestellt werden soll, dass die Zielgruppe und/oder Adressaten erreicht werden. Hierzu gehört insbesondere:
  - Mehrsprachigkeit des Angebots (z. B. zentrale Programmelemente wie Arbeitsblätter, Elternbriefe auf Türkisch und Russisch; Informationsflyer des Programms auf Türkisch und Russisch);
  - Benennung von zentralen Schlüsselorganen für die Unterstützung des Angebots sowie Beschreibung, wie diese gewonnen werden können (z. B. Schulleitung, Elternrat, Schülerrat);
  - Benennung von zentralen Schlüsselpersonen für die Durchführung des Angebots sowie Beschreibung, wie diese gewonnen und eingesetzt werden können (z. B. Einsatz von Schulmentoren, Schulsozialpädagogen, Schulpsychologen);
  - Strategien zur Vorbeugung und Überwindung von Zugangsbarrieren (z. B. geringe oder keine Kosten des Angebots, günstige Durchführungszeiten, transparente Angebotsdarstellung);
  - Anbieten von Teilnahmeanreizen (z. B. Ausstellung von Teilnahmeurkunden, Vergabe von Preisen, Qualifizierungsnachweisen, positiver Hinweis im Schulzeugnis).
- – 2 Punkte: Es werden mindestens zwei Strategien genannt, mit denen sichergestellt werden soll, dass die Zielgruppe und/oder Adressaten erreicht werden.

I.2.6: Sind die Arbeitsformen und -materialien dem Ansatz angemessen?

Die zur Anwendung kommenden Arbeitsformen und -materialien müssen dem Programmansatz, das heißt den Zielsetzungen, den Inhalten, den Leitprinzipien (siehe I.1) und der Zielgruppe und/oder Adressaten angemessen sein. So sind bei Kindern und Jugendlichen unter anderem hinsichtlich des Layouts stimmige und ihrem Alter, Geschlecht, kulturellem Hintergrund, Kompetenzniveau etc. gerechte Arbeitsblätter mit hohem Aufforderungscharakter einzusetzen. Zudem sind handlungsorientierte Arbeitsformen (z. B. entdeckendes Lernen, Lernen in Inszenierungen, Stationenarbeit, Interaktionsspiele und gruppendynamische Übungen, Zukunftswerkstätten) gegenüber ausschließlich kognitiven Methoden der Wissensvermittlung und statischen Arbeitsformen wie Frontalunterricht vorzuziehen (Antons, 2011; Dür, 2008; Gray et al., 2006; Klieme et al., 2009; Vopel, 2012; Wiechmann, 2000). Diese Ausführungen gelten ebenso für adressatenorientierte Programme.

- 1 Punkt: Das Programm weist ein hinsichtlich des Layouts stimmiges Arbeitsmaterial auf, welches dem Alter, Geschlecht und kulturellen Hintergrund der Zielgruppe und/oder Adressaten angemessen ist (z. B. farbenfrohes Material unter Einsatz von Identifikationsfiguren bei Kindern). Zudem setzt das Programm handlungsorientierte und dynamische Arbeitsformen ein (z. B. Rollenspiele, Gruppenübungen, entdeckendes Lernen, Diskussionsrunden, Reflexionsübungen).
- 2 Punkte: Zusätzlich zu den Vorgaben zur Vergabe eines Punktes sind die eingesetzten Arbeitsmaterialien und Arbeitsformen inklusionsfördernd (Boban u. Hinz, 2003; Klemm, 2010), indem sie mindestens einen der folgenden Aspekte aufweisen:
  - Die Arbeitsmaterialien und Arbeitsformen setzen an den verschiedenen Lernvoraussetzungen/Kompetenzniveaus der Kinder an (z. B. Übungen für Kinder, die nicht oder eingeschränkt lesen, schreiben, sprechen, hören können).
  - Die Arbeitsmaterialien und Arbeitsformen ermöglichen die Arbeit mit heterogenen Gruppen (gilt für Schüler wie auch für Lehrer und Eltern).
  - Das Programm bietet Orientierung, anhand derer die Durchführenden (z. B. Lehrkräfte) erkennen können, welche Angebote für welche Lernvoraussetzungen genutzt werden können.

I.2.7: Weist das Programm eine Passung mit zentralen Lehr-/Lernbedingungen von Schule auf?

Schulen sind primär auf die Realisierung ihres Bildungs- und Erziehungsauftrags ausgerichtet. Entscheidend für die Erfüllung dieses Auftrags sind die schulischen Lehr-/Lernbedingungen, die empfindlich auf »Störungen« von außen reagieren können und somit an Programmangebote spezifische Erwartungen stellen. Demzufolge haben gesundheitsbezogene Programme bessere Chancen, ihr Angebot erfolgreich in Schulen durchzuführen und zu verstetigen, wenn es ihnen gelingt, ihren Realisierungsmodus (z. B. Dauer einzelner Übungseinheiten, räumliche Bedarfe) möglichst reibungsarm an schulische Lehr-/Lernstrukturen anzupassen (z. B. an gängige Lernformen, Schultypen, Fächerstrukturen, Bildungspläne).

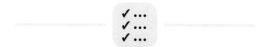

- – 1 Punkt: Das zu bewertende Programm erfüllt zwei Aspekte der folgenden Liste:
  - • Das Programm zeigt auf, wie seine Durchführung im Rahmen allgemeiner zeitlicher Schulroutinen gelingen kann (z. B. Schulstundentakt, Halbjahreszyklus, Ferienzeit).
  - • Das Programm zeigt auf, wie es im Rahmen schulischer Ganztagsangebote (z. B. im Nachmittagsbereich) realisiert werden kann.
  - • Das Programm zeigt auf, wie es im Rahmen der räumlichen Strukturen von Schulen umsetzbar ist (z. B. in Klassenräumen, auf dem Schulhof).
  - • Das Programm zeigt unter Berücksichtigung des jeweiligen Bildungsplans auf, wie es in verschiedene Schulfächer integriert werden kann (z. B. Biologie, Mathematik; Fächerverbund: Mensch, Natur und Kultur).
  - • Das Programm zeigt auf, wie es im Rahmen schulischer Sonderveranstaltungen umgesetzt werden kann (z. B. Projektwochen, Schulfeste, Klausurtage für Lehrkräfte, SCHILF-Tage).
  - • Die Umsetzung des Programms erfolgt mit Hilfe gängiger Lernformen (z. B. selbstgesteuertes Lernen, kooperatives Lernen, problemorientiertes Lernen).
- – 2 Punkte: Das Programm erfüllt mehr als zwei Aspekte der Liste.

7.2 Strukturqualität

Die Dimension Strukturqualität beinhaltet Anforderungen an die Rahmenbedingungen und Voraussetzungen, die für eine angemessene Realisierung des
Programms notwendig sind. Im Q^{GPS}-Verfahren werden zwei Qualitätsbereiche
unterschieden: (1) Qualifikationen, Ressourcen und Ausstattung sowie (2) Vernetzung und Nachhaltigkeit.

II.1 Qualifikationen, Ressourcen und Ausstattung

II.1.1: Ist der erforderliche Personal- und Zeitbedarf benannt?

Aus der verfügbaren Literatur des zu bewertenden Programms muss deutlich
werden, welche zeitlichen und personellen[8] Ressourcen die Schule für das Programm bereitstellen muss. Nur wenn diese »Kosten« klar abschätzbar sind, kann
die Schule angemessen einschätzen, ob das Programm auf Grundlage der verfügbaren Kapazitäten zu realisieren ist oder nicht. Bestehen Unklarheiten über
die einzusetzenden personell-zeitlichen Ressourcen, so kann dies im Verlauf
der Programmdurchführung zu Problemen und Frustrationen führen, die den
Programmerfolg gefährden können.

– 1 Punkt: Die für die Umsetzung des Programms einzusetzenden personell-zeit-
    lichen Ressourcen werden grob abgeschätzt (z. B. benötigter Zeitrahmen für
    Unterrichtseinheiten, Anzahl an Lehrkräften für das gesamte Programm, Art
    und Einsatz externen Personals). Dabei sind die Angaben zu den benötigten
    Ressourcen nicht immer detailliert für jede Teilmaßnahme (z. B. für Modul A,
    jedoch nicht für Modul B) bzw. lediglich für einen Ressourcenbereich (Zeit- oder
    Personalressourcen) ausgeführt.
– 2 Punkte: Eine detaillierte Darstellung der für alle Teilmaßnahmen des Pro-
    gramms benötigten Zeit- und Personalressourcen ist verfügbar. Neben den

---

8   Dies gilt primär für jene Programme, welche durch internes Schulpersonal (z. B. Lehrkräfte)
    realisiert werden. Aber auch Programme, welche ausschließlich durch externes Fachperso-
    nal (z. B. Psychologen) umgesetzt werden, sollten klar ausweisen, mit welchem zeitlichen und
    personellen Umfang zu rechnen ist, welcher Koordinationsaufwand für Schulen entsteht (z. B.
    Einsatzplanung des externen Personals) sowie ggf. welche monetären Aufwendungen von
    Schulen dafür zu leisten sind.

für die Durchführung (z. B. Unterrichtseinheiten zur Stressbewältigung) aufzuwendenden Ressourcen werden ebenfalls die personellen und zeitlichen Ressourcen für die Vorbereitung, Nachbereitung sowie die Organisation des Programms (z. B. durch einen Koordinator oder im Rahmen einer Steuerungsgruppe) aufgeschlüsselt.

II.1.2: Ist der erforderliche Raum- und Materialbedarf benannt?

Wie die personell-zeitlichen Ressourcen müssen auch die von der Schule aufzubringenden Raum- und Materialressourcen eindeutig und umfassend angegeben werden. Zu den Materialressourcen zählen in Abhängigkeit des zu bearbeitenden Themas zum Beispiel Bücher, Arbeitsblätter, Papier, Stifte, aber auch Sportgeräte, Nahrungsmittel und Küchengeräte zu deren Zubereitung. Hinsichtlich des Raumbedarfs ist anzugeben, welche Räume (Küche, Sporthalle, Unterrichtsraum etc.) wie oft und mit welcher Ausstattung (z. B. Bestuhlung im Klassenzimmer, Bewegungslandschaft in der Sporthalle) genutzt werden müssen. Werden die erforderlichen Ressourcen nicht vollständig ausgewiesen, kann der Aufwand nicht angemessen eingeschätzt werden, was in der Durchführungsphase Probleme hervorrufen kann (siehe II.1.1).

– 1 Punkt: Der für die Umsetzung des Programms benötigte Bedarf an Räumen und Materialien ist grob abgeschätzt (z. B. Art der benötigten Räumlichkeit). Dabei sind die Angaben zum benötigten Bedarf nicht immer detailliert für jede Teilmaßnahme (z. B. für Modul A, jedoch nicht für Modul B) bzw. lediglich für einen Ressourcenbereich (Material- oder Raumressourcen) ausgeführt.
– 2 Punkte: Eine umfassende und detaillierte Darstellung des für alle Teilmaßnahmen des Programms benötigten Material- und Raumbedarfs ist verfügbar. Hierzu gehört nicht nur die Angabe der benötigten Räumlichkeiten, sondern ebenfalls genaue Informationen zu deren Beschaffenheit und Ausstattung (z. B. Anzahl an Stühlen und Tischen, Stuhlform) sowie den für die Maßnahme erforderlichen Materialien (z. B. Arbeitsblätter, Mal- und Bastelvorlagen). Dabei sollte zudem sichergestellt sein, dass zumindest die wesentlichen Arbeitsmaterialien als Kopiervorlagen (z. B. in Form eines Materialbuchs oder einer mitgelieferten Material-CD) verfügbar sind.

II.1.3: Ist eine schriftliche Handlungsanleitung zur Programmdurchführung verfügbar?

Gesundheitsförderungs- und Präventionsprogramme können nur dann die angestrebten ▸ Effekte erzielen, wenn diese konzeptionsgemäß durchgeführt werden. Damit dies unabhängig von den jeweiligen Programmdurchführenden gelingen kann, bedarf es einer differenzierten Handlungsanleitung in Form eines Manuals oder einer detaillierten Programmbeschreibung (BZgA, 2005; Gottfredson u. Gottfredson, 2002). Neben einer grundlegenden Beschreibung des gesamten Programms, einschließlich seiner theoretischen Grundlagen, sollte ein solches Manual für jeden Bestandteil (Modul, Übung etc.) einen detaillierten Zeit-, Material- und Raumplan umfassen und Auskunft über die jeweils einzusetzenden Methoden geben. Ebenfalls sollten potenzielle Schwierigkeiten bei der Durchführung einzelner Übungen benannt und dafür Lösungsmöglichkeiten aufgezeigt werden.

- − 1 Punkt: Es liegt eine schriftliche Handlungsanleitung vor, welche Auskunft über die konkrete Umsetzung des Programms gibt. Hierfür ist zum Beispiel für jede Maßnahme des Programms ein konkretes Vorgehen ausgewiesen (z. B. Aufbau einer Übung und eingesetzte Arbeitsform/Methodik) mit Hinweis darauf, welche Materialien und Zeitressourcen erforderlich sind.
- − 2 Punkte: Zusätzlich zu den Vorgaben für die Vergabe eines Punktes erfüllt das Programmmanual mindestens zwei der folgenden Anforderungen:
  - • Die Handlungsanleitung umfasst Hintergrundinformationen (z. B. Bedarfsbegründung, theoretische Grundlagen, Evaluationsbefunde), welche zwar nicht unmittelbar die Durchführung betreffen, jedoch zum allgemeinen Verständnis des Programms beitragen.
  - • Die Handlungsanleitung enthält didaktische Hinweise für die Umsetzung des Programms und seiner Maßnahmen (z. B. Übungen, Elternabende).
  - • Die Handlungsanleitung liefert vielfältige Anregungen, wie mit Problemen und Barrieren in der Umsetzung des Programms umgegangen werden kann.
  - • Die Handlungsanleitung enthält die für die Umsetzung erforderlichen Arbeitsmaterialien als Kopiervorlage.

II.1.4: Werden Qualifizierungsmöglichkeiten für die Programmdurchführenden angeboten?

Um ein gesundheitsbezogenes Programm angemessen realisieren zu können, ist es erforderlich, die für die Programmdurchführung notwendigen Kompetenzen zu benennen und ausreichend Möglichkeiten der Qualifizierung zu schaffen (Ader et al., 2001; Gottfredson u. Gottfredson, 2002; Fagan u. Mihalic, 2003; Nation et al., 2003; Peters et al., 2004; quint-essenz, 2012). Vor allem gesundheitsbezogene Programme setzen verschiedene Kompetenzen voraus (z. B. Entspannungsmethoden, Organisationsentwicklung, Gewaltprävention, Übergewichtsprävention), welche bei Lehrkräften (die entsprechende Programme in der Schule meist umsetzen) nicht immer im erforderlichen Ausmaß vorausgesetzt werden können. Somit sollten vor Programmbeginn, idealerweise aber auch während der Programmumsetzung seitens der Anbieter verschiedene Fort- und Weiterbildungsmöglichkeiten angeboten werden. Sind keine Qualifizierungsmöglichkeiten gegeben, so kann dies als Qualitätsmangel bewertet werden, da in der Umsetzung Probleme, aber auch Abweichungen auftreten können, welche den Erfolg des Programms gefährden.

- – 1 Punkt: Zur Unterstützung einer qualitätsvollen Umsetzung des Programms wird eine Qualifizierungsmöglichkeit angeboten, über welche Grundkenntnisse und Kompetenzen über das Programm und seine Umsetzung erworben werden können. Informationen zu Qualifizierungsmöglichkeiten sind in den Programmunterlagen oder auf einer Internetseite des Programms verfügbar. ODER: Es ist begründet, dass die für die Umsetzung erforderlichen Kompetenzen bei den Durchführenden bereits auf Grundlage ihrer Basisqualifikation vorhanden sind (z. B. Psychologen bei psychologisch orientierten Gesundheitsangeboten, Sozialarbeiter bei sozial orientierten Gesundheitsangeboten, Ärzte bei physiologisch orientierten Gesundheitsangeboten).
- – 2 Punkte: Die Programmanbieter bieten mindestens zwei Qualifizierungsmöglichkeiten für die Programmdurchführenden an. Hierzu zählt neben einem Basistraining zum Beispiel die Durchführung von so genannten ▸ Booster-Sessions (d. h. Auffrischungskursen) oder Qualifizierungsmöglichkeiten für verschiedene Zielgruppen (Durchführende und Adressaten/Multiplikatoren). Detaillierte Informationen zu den Qualifizierungsangeboten (Kosten, Dauer, Häufigkeit, Voraussetzungen) sind öffentlich verfügbar (z. B. über die Internetseite zum Programm).

II.2.1: Sind Strategien zur Gewinnung und Einbindung schulexterner Partner beschrieben?

Programme, die durch die Einbindung von externen Partnern eine Verknüpfung zum Umfeld von Schule herstellen, sind erfolgversprechender als jene Programme, welche ausschließlich auf die Schule fokussiert sind (Lister-Sharp, 1999; Stewart-Brown, 2006). Außerdem können durch die Berücksichtigung relevanter schulexterner Akteure hilfreiche Kooperationen geschaffen, Partnerschaften gebildet und Ressourcen eingeworben werden, mit Hilfe derer das Programm sowie auch weitere gesundheitsbezogene Aktivitäten dauerhaft in der Schule verankert werden können. Vor diesem Hintergrund ist für das zu bewertende Programm zu prüfen, ob es die systematische Einbindung von schulexternen Partnern vorsieht. Relevante Akteure stellen vor allem Erziehungsberechtigte und Familienangehörige sowie zum Beispiel Jugendhilfeeinrichtungen, Gesundheitsämter, Beratungsstellen, Sport- und Jugendvereine, Kranken- und Unfallkassen oder auch die Polizei dar. Verschiedenste empirische Befunde haben gezeigt, dass insbesondere die Einbindung von Erziehungsberechtigten und Familienangehörigen für den Erfolg schulischer Programme der ▸ Gesundheitsförderung und Prävention von zentraler Bedeutung ist (Kraus et al., 2003; Müller et al., 2005). Von Interesse ist dabei nicht nur, ob die Einbindung von externen Akteuren empfohlen wird, sondern auch, welche Akteure einzubinden sind und welche konkreten Aufgaben von diesen übernommen werden sollen. Ferner sind Hilfestellungen zu geben, wie externe Akteure für eine dauerhafte Zusammenarbeit gewonnen werden können.

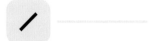

- 1 Punkt: Im Rahmen des Programms werden schulexterne Partner/Akteure benannt (bei schulexternen Einrichtungen idealerweise mit Internetlinks oder Kontaktdaten), mit denen eine Kooperation und Zusammenarbeit empfohlen wird. Überdies sind grundlegende Informationen über die Notwendigkeit dieser Kooperationen und allgemeine Empfehlungen für die Realisierung dieser strategischen Partnerschaften gegeben. Jedoch ist keine systematische und konsistente Strategie zum Aufbau solcher Kooperationen erkennbar.
- 2 Punkte: Die strategische und dauerhafte Einbindung von schulexternen Partnern/Akteuren ist ein zentraler Bestandteil des Programms und durchgängig

als roter Faden erkennbar. Neben der Darstellung von schulexternen Partnern werden detaillierte Informationen gegeben, wie man diese gezielt in die Schule einbinden kann. Zudem werden konkrete Strategien und Methoden vorgestellt (z. B. Zusammenarbeit mit den Eltern in Form eines Elternrats, Organisation eines grünen Tisches; Gründung eines regionalen Netzwerkes), wie eine Einbindung dauerhaft realisiert werden kann. Insgesamt ist eine systematische und konsistente Strategie zum Aufbau solcher Kooperationen vorhanden.

II.2.2: Sind Strategien zur Verbreitung des Programms beschrieben?

Schulische Programme der Gesundheitsförderung und Prävention werden grundsätzlich für die Schulpraxis entwickelt. Ein wesentliches ‣ Qualitätsmerkmal ist somit, ob diese nach ihrer Entwicklung und Erprobung auch erfolgreich in die Praxis überführt werden bzw. in Schulen verbreitet werden. So eingängig diese Forderung auch ist, umso schwieriger stellt sich dies in der Praxis der schulischen Gesundheitsförderung und Prävention dar. Voraussetzung für den erfolgreichen Schritt in die Schulpraxis ist, dass die Verbreitung (‣ Dissemination) des Programms von Beginn an mitgedacht und systematisch vorangetrieben wird.

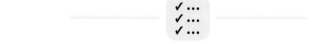

- – 1 Punkt: Das zu bewertende Programm weist zwei der nachfolgend aufgeführten Strategien zur Verbreitung des Programms aus. In dieser Hinsicht sind insbesondere zu nennen:
    - die Gewährleistung einfacher Bezugsmöglichkeiten (z. B. über eine programmbezogene Internetseite);
    - die Bekanntmachung des Programms (z. B. über Messen, Tagungen);
    - die Veröffentlichung des Programms in wissenschaftlichen und praxisorientierten Publikationsorganen (z. B. Zeitschriften, Broschüren, Newsletter, Bücher);
    - die Aufnahme in das Angebotsspektrum anderer Fachstellen (z. B. BZgA, Kranken- oder Unfallkassen);
    - die Durchführung regionaler Informationsveranstaltungen (z. B. an Schulen, in Kommunen);
    - der gezielte Einsatz von Schirmherren oder Rollenvorbildern (z. B. Sportler, Musiker, Schauspieler, Politiker) für die Bewerbung des Programms;

- die Bewerbung des Programms in verbreiteten Onlinemedien (z. B. Social-Network-Plattformen, YouTube, Internetforen etc.);
- die Anwendung von ▸ Social Franchise Konzepten (Ahlert et al., 2008).

– 2 Punkte: Das zu bewertende Programm weist mehr als zwei Strategien zur Verbreitung des Programms aus, welche in einem Disseminationskonzept zusammengeführt werden.

II.2.3: Sind Möglichkeiten zur Integration des Programms in die Schulentwicklung beschrieben?

Anspruch eines jeden schulbasierten Programms der Gesundheitsförderung und Prävention muss es sein, dass dieses nicht nur kurzfristig im Sinne eines isolierten »Einzelevents« realisiert, sondern dauerhaft mit den schulischen Entwicklungsprozessen verknüpft wird. Nur wenn das zu bewertende Programm eine ausreichende Passung mit der ▸ Schulentwicklung aufweist, kann sichergestellt werden, dass dieses für die Schule nicht als zusätzliche und mit den schulischen Aufgaben unverbundene Maßnahme verstanden wird (siehe auch I.1.5). Aus den zum Programm verfügbaren Materialien sollte daher deutlich hervorgehen, welchen Beitrag das Programm zur systematischen Schulentwicklung zu leisten anstrebt bzw. wie und an welcher Stelle das Programm für eine systematische Schulentwicklung genutzt werden kann (Nilshon u. Schminder, 2008).

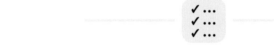

– 1 Punkt: Die Notwendigkeit für die Einbindung des Programms in die Schulentwicklung wird vom Programm hervorgehoben. Dabei wird eine der nachfolgend aufgeführten Strategien vom Programm angewendet. Es besteht jedoch keine tiefgreifende Verknüpfung des Programms und seiner Inhalte mit der Schulentwicklung. In dieser Hinsicht sind insbesondere die folgenden Strategien zu nennen:
- Das Programm wird in Schulentwicklungstage und SCHILF-Tage eingebunden.
- Das Programm wird als Startpunkt eines umfassenden Schulentwicklungsprozesses eingeführt.
- Die konkrete Umsetzung des Programms erfolgt auf Basis der Ergebnisse einer umfassenden Organisationsdiagnose.
- Die Koordination des Programms erfolgt durch eine Steuerungsgruppe für Schulentwicklung.

- • Das Programm bzw. seine Inhalte werden in das ▸ Schulprogramm / Leitbild integriert.
- • Das Programm wird in den jeweils verwendeten Schulqualitätsrahmen integriert.
- • Die ▸ Evaluation des Programms wird mit den regelmäßig von Schulen durchzuführenden Selbst- oder Fremdevaluationen verbunden.
- – 2 Punkte: Es werden mindestens zwei der genannten Strategien ausgewiesen. Zudem wird detailliert beschrieben, wie das Programm und seine Inhalte in bestehende Schulentwicklungsprozesse eingebunden bzw. mit diesen verknüpft werden kann. Optimalerweise betten entsprechende Programme ihre Inhalte in Gesamtkonzepte der schulischen Gesundheitsförderung wie dem der Gesundheitsfördernden Schule bzw. der guten gesunden Schule ein.

7.3   Prozessqualität

Die Dimension der Prozessqualität beinhaltet Überlegungen, die den Ablauf eines Programms betreffen. Im Q^{GPS}-Verfahren werden entsprechend zwei Qualitätsbereiche unterschieden: (1) Implementierung und Unterstützung sowie (2) Monitoring und Steuerung.

Qualitätsbereich III.1: Implementierung und Unterstützung

III.1.1: Wird die Schulleitung bei der Durchführung des Programms einbezogen?

Schulleitungen stellen aufgrund ihrer Gesamtverantwortung für die Schule Schlüsselpersonen in der schulischen Gesundheitsförderung dar. Im Sinne eines »Gatekeepers« schulischer Innovationen sind sie von entscheidender Bedeutung, wenn es um die Initiierung, Durchführung und dauerhafte Verankerung von Maßnahmen in diesem Bereich geht (Dadaczynski, 2012b). Zahlreiche Untersuchungsbefunde zeigen, dass der Erfolg eines Interventionsprogramms in der Schule maßgeblich von dem Ausmaß der Unterstützung seitens der Schulleitung beeinflusst wird (Kam et al., 2003; Rohrbach et al., 1993). Wie unterstützungsbereit Schulleitungen sind, hängt wiederum von verschiedenen Faktoren ab wie zum Beispiel dem Interesse für das Thema des Programmangebots, der Akzeptanz des Programmangebots, der subjektiven Wahrnehmung und Einschätzung, inwiefern das Programm dem Erreichen der eigenen Schulziele dienlich sein kann sowie der daraus resultierenden Motivation für eine Umsetzung des Angebots in der Schule. Programme im ▸ Setting Schule sollten daher ebenfalls Maßnahmen berücksichtigen, welche die Motivation und Unterstützungsbereitschaft von Schulleitungen bezüglich des Programms fördern. Diese können in unterschiedlicher Form realisiert werden, zum Beispiel durch spezifische Schulungsmaßnahmen, durch das Bereitstellen von Informationsmaterialien oder durch regelmäßige Gespräche.

– 1 Punkt: Das zu bewertende Programm weist eine Maßnahme aus, in der Schulleitungen vor oder während des Programms als Adressaten/Multiplikatoren aktiv einbezogen werden. In dieser Hinsicht sind insbesondere die folgenden Maßnahmen zu nennen:
  • die Unterzeichnung einer Absichts-/Unterstützungserklärung durch die Schulleitung vor Programmstart;
  • die Durchführung von Informationsgesprächen und Schulungen mit/für Schulleitungen vor oder während der Programmdurchführung;
  • die Beteiligung der Schulleitung an der Durchführung einzelner Teilmaßnahmen des Programms (z. B. Umsetzung von Unterrichtseinheiten, Unterstützung bei der Gestaltung des Schulhofs);
  • die Verpflichtung von Schulleitungen, das Programm zu koordinieren (z. B. durch Beteiligung an einer Steuerungsgruppe);
  • die Verpflichtung von Schulleitungen, die für die Umsetzung des Programms benötigten Ressourcen bereitzustellen bzw. zu beschaffen;
  • die Beteiligung der Schulleitung an einer Ist-Analyse bzw. Organisationsdiagnose (z. B. im Rahmen der gesundheitsförderlichen Schulentwicklung);
  • die Beteiligung der Schulleitung an öffentlichen Veranstaltungen, welche im Rahmen des Programms durchgeführt werden (z. B. Pressetermine, Abschlussveranstaltungen, Schulfeste);
  • die Unterstützung der Schulleitung bei der Verankerung des Programms im Stundenplan, im Schulprogramm oder im Schulleitbild.
– 2 Punkte: Das Programm weist mindestens zwei Maßnahmen aus, in dem die Schulleitung vor und/oder während des Programms als Adressat/Multiplikator aktiv einbezogen wird.

III.1.2: Sind Kernkomponenten und Variationsmöglichkeiten des Programms beschrieben?

Aus den Erfahrungen der Gesundheitsförderung und Prävention in Schulen, aber auch in anderen Settings ist bekannt, dass die Erwartungen hinsichtlich der Realisierung von gesundheitsbezogenen Programmen zwischen unterschiedlichen Personengruppen nicht immer deckungsgleich sind. So haben die Anbieter solcher Programme den Anspruch, dass das Programm in genau der Art und Weise durchgeführt wird, wie sie es in der Planung vorgesehen haben. Hierfür hat sich in der Implementationsforschung der Begriff der ⟩ Durchführungsgenauigkeit (oder auch Durchführungstreue, »implementation fidelity«) etabliert (Barry et al., 2005; Greenberg, 2010). Große Abweichungen von den Programmvorgaben führen in der Regel zu einer »Verwässerung« des Programms. In der Evaluation lässt sich dann oftmals nicht mehr bestimmen, ob eine geringe Programmwirksamkeit auf ein mangelhaftes Programm (z. B. schlechte Konzeption) oder eine mangelhafte Programmdurchführung zurückzuführen ist (Barry et al., 2005).

Im Gegensatz dazu wünschen sich die Anwender in der Praxis ein Programm, welches möglichst flexibel an die Bedürfnisse und Gegebenheiten der jeweiligen Schule angepasst werden kann. Beide Perspektiven haben sicherlich ihre Berechtigung. So stellen Schulen sehr komplexe Settings dar, die untereinander sehr unterschiedliche Rahmenbedingungen aufweisen und ständigen Veränderungen unterliegen. Daher sollte jedes Programm eine gewisse Anpassungsflexibilität aufweisen. Genauso wie festgelegt werden sollte, welche Programmbestandteile unverändert bleiben müssen, also so wie geplant durchzuführen sind, ist darüber hinaus auch anzugeben, in welchen Programmbereichen Variationsmöglichkeiten bestehen. Wichtig ist hierbei, nicht nur festzulegen, welche Komponenten variabel sind, sondern auch zu beschreiben, wie diese verändert werden können.

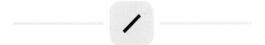

- 1 Punkt: Es ist prominent festgehalten, welche Bestandteile den Kern des Programms bilden. Diese Einheiten/Module/Maßnahmen sind als unverzichtbare Programmbestandteile gekennzeichnet, die unverändert in der angegeben Reihenfolge durchzuführen sind. Zudem wird begründet, warum diese wie geplant durchzuführen sind. Hierunter fallen auch alle Programme, welche ein verbindliches und nicht änderbares Basismodul und optionale Zusatzmodule aufweisen.

- 1 Punkt[9]: Es wird für mindestens drei Übungen/Einheiten/Maßnahmen eine Alternative angeboten. Diese umfasst oftmals verschiedene Aspekte (z. B. sowohl hinsichtlich der Materialien als auch hinsichtlich der Gruppenzusammensetzung). Insbesondere die folgenden Variationsmöglichkeiten sind zu nennen:
  - Übungen, die in Abhängigkeit der Lernvoraussetzung unterschiedlich gestaltet sind (z. B. Alternativen für Kinder, die nicht lesen können oder die deutsche Sprache nicht gut beherrschen, z. B. Malübungen);
  - Alternativen hinsichtlich der Materialien (z. B. statt Arbeitsblatt eine Übung mit Spielfiguren);
  - Alternativen hinsichtlich der Methodik (z. B. statt Gruppendiskussion ein Rollenspiel oder statt Muskelrelaxation eine Traumreise);
  - Alternativen hinsichtlich des Raumbedarfs/der Raumgestaltung (z. B. mit oder ohne Stühle; in der Sporthalle oder dem Klassenraum);
  - Alternativen für homogene und heterogene Gruppen (z. B. Übungen für reine Mädchengruppen);
  - Alternativen hinsichtlich der Durchführungszeit (z. B. Übungen im Rahmen des Unterrichts oder außerhalb des Unterrichts, z. B. in der Ganztagsbetreuung am Nachmittag);
  - Anzahl und Wahl der umzusetzenden Module/Einheiten (d. h. neben den nicht veränderbaren Kernmodulen werden verschiedene Module/Einheiten zur Wahl angeboten, welche in Abhängigkeit der Interessens-/Bedarfslage gewählt werden können).

III.1.3: Wird ein Support während der Realisierung des Programms angeboten?

Eine wichtige Bedingung für den Erfolg eines gesundheitsbezogenen Programms besteht darin, den Durchführenden in der Umsetzungsphase einen durchgehenden Support zu bieten. Hierunter ist eine Beratung und unterstützende Begleitung zu verstehen, die über eine einmalige Programmqualifizierung (siehe II.1.4) hinausgeht. Dies ermöglicht nicht nur eine fundierte Programmrealisierung, sondern fördert bzw. stabilisiert auch die Motivation der Durchführenden, insbesondere wenn unvorhergesehene Probleme auftreten. Wird hingegen keine Unterstützung angeboten, so kann dies zu Durchfüh-

---

9   Bei diesem Indikator handelt es sich um eine Sonderform des getrennten Bewertungsvorgehens: Hier kann für jede Anforderung unabhängig voneinander ein Punkt vergeben werden. Somit müssen zur Erreichung der Höchstpunktzahl von zwei Punkten beide Anforderungen erfüllt sein.

rungsbarrieren und -problemen und darüber zu einem Nachlassen des Enga-
gements bei den Durchführenden sowie einer Minderung der Teilnahmemotivation der Zielgruppe führen.

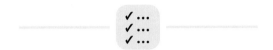

- 1 Punkt: Die Programmanbieter bieten den Durchführenden im Rahmen der
  Programmumsetzung eine einmalige Unterstützungsleistung an. Folgende Bera-
  tungs- und Unterstützungsangebote sind insbesondere zu nennen:
  - eine dauerhaft erreichbare Telefonhotline oder ein dauerhaft erreichbarer
    E-Mail-Support;
  - regelmäßige Newsletter mit Tipps und Hinweisen zur Umsetzung des Pro-
    gramms;
  - einmalige oder regelmäßige Supervision/Coaching/Beratung zur Umsetzung
    des Programms für Einzelpersonen oder Gruppen;
  - einmaliges oder regelmäßige Netzwerktreffen mit anderen Schulen, die das
    Programm ebenfalls durchführen;
  - Einmalige oder regelmäßige Schulbesuche durch die Programmanbieter zur
    Unterstützung der Programmumsetzung.
- 2 Punkte: Die Durchführenden haben im Rahmen der Programmumsetzung
  die Möglichkeit, regelmäßig und kontinuierlich (d. h. nicht nur einmalig) mindestens zwei der gelisteten Unterstützungsangebote in Anspruch zu nehmen.

Qualitätsbereich III.2: Monitoring und Entwicklung

III.2.1: Wird Schulen ein Instrument zur systematischen Dokumentation und Bewertung der Programmdurchführung angeboten?

Eine systematische Verlaufsdokumentation sollte Bestandteil eines jeden gesundheitsbezogenen Programms sein (Barry et al., 2005; quint-essenz, 2012; Ruckstuhl et al., 2001). Nur wenn die Umsetzung des Programms systematisch und
umfassend dokumentiert wird, ist es möglich, auftretende Probleme und Feh-
ler frühzeitig zu identifizieren und Maßnahmen zur Gegensteuerung einzuleiten (▸ Monitoring). So könnte in diesem Zusammenhang unter anderem die
Durchführungsgenauigkeit über die Häufigkeit und Dauer von Maßnahmen
sowie das Ausmaß, indem die Maßnahmen wie geplant durchgeführt wurden,

dokumentiert werden. Neben positiven Erfahrungen können zudem auch die Barrieren, Probleme und negativen Erfahrungen mit dem Programm oder einer einzelnen Maßnahme erfasst werden. In diesem Zusammenhang ist es auch von Bedeutung, wie die Zielgruppe das Programm und seine Durchführung bewertet. Die hier gewonnen Erkenntnisse stellen eine wesentliche Grundlage für die weitere Optimierung der Programmdurchführung in der jeweiligen Schule dar.

– 1 Punkt: Das zu bewertende Programm betont die Notwendigkeit, die Umsetzung des Programms zu dokumentieren, und gibt exemplarisch allgemeine Hinweise, wie dies realisiert werden kann. Jedoch werden keine Instrumente/ Arbeitsblätter (siehe unten) angeboten, mit deren Hilfe zentrale Aspekte der Umsetzung systematisch erfasst und bewertet werden können.

– 2 Punkte: Das zu bewertende Programm betont die Notwendigkeit, die Umsetzung des Programms systematisch zu dokumentieren und bietet dafür mindestens ein Instrument an, mit Hilfe dessen die Programmumsetzung systematisch erfasst werden kann (z. B. Anzahl an tatsächlich realisierten Stunden, Häufigkeit und Dauer von Maßnahmen, Barrieren und Probleme in der Durchführung, Zufriedenheit und Akzeptanz der Zielgruppe/der Adressaten) und sich die erhobenen Informationen angemessen auswerten lassen (z. B. Analyse von Fragebogendaten mit Excel). Folgende Instrumente sind insbesondere zu nennen:

  • Fragebogen/Dokumentationsbogen und Hinweise zur Auswertung,
  • anonyme Feedbackbox und Hinweise zur Auswertung,
  • Leitfaden zur Durchführung von Klassen-/Elterngesprächen und Hinweise zur Auswertung,
  • Tagebücher/Arbeitshefte für Schüler zu Programmerfahrungen und Hinweise zur Auswertung,
  • Leitfaden zur Durchführung kollegialer Reflexionsgespräche und Hinweise zur Auswertung.

III.2.2: Existiert ein programminternes Qualitätsmanagement?

Der dauerhafte Erfolg eines Programms hängt ganz wesentlich von der Frage ab, ob und in welchem Ausmaß ein Konzept der internen Qualitätssicherung und -entwicklung vorliegt.

Infobox 7: Qualitätsmanagement

Unter einem programminternen Qualitätsmanagement kann ein systematischer bzw. kontinuierlicher Prozess verstanden werden, der auf die Überprüfung und insofern nötig, die Verbesserung der eigenen Leistungen gerichtet
ist. Ziel ist die kontinuierliche Optimierung des Programms.

Ein solches Konzept regelt unter anderem die Durchführung regelmäßiger inter-
ner Evaluationen, die Sicherung der fachlichen Qualifikation des Anbieters, die
kontinuierliche Überarbeitung des Programms und seiner Bestandteile (z. B. der
theoretischen Fundierung, der Arbeitsformen, der Übungen, der Materialien
hinsichtlich des Layouts) sowie die kontinuierliche Anpassung des Programms
an die sich ändernden schulischen Rahmenbedingungen. Auch die Zusammenarbeit mit einem Programmkomitee oder wissenschaftlichen Beirat, eine interne
Bewertung durch spezifische Qualitätsverfahren (wie das Q^{GPS}-Verfahren) können wesentliche Impulse für die Überprüfung und kontinuierliche Weiterentwicklung des Programms liefern.

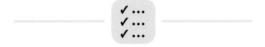

- 1 Punkt: Es sind zwei Aktivitäten beschrieben, mit Hilfe derer die Programm-
  anbieter die Qualität ihres Programms regelmäßig überprüfen und weiter-
  entwickeln. In dieser Hinsicht sind insbesondere die folgenden Aktivitäten
  zu nennen:
  • Es wurde ein Programmbeirat eingerichtet, welcher in der Entwicklung, Opti-
    mierung und Ausrichtung des Programms unterstützend berät.
  • Das Programm wurde/wird extern evaluiert.
  • Die Programmanbieter führen regelmäßige Zufriedenheitsbefragungen
    durch.
  • Der Umsetzungsstand des Programms wird regelmäßig evaluiert.
  • Die Programmmaterialien werden regelmäßig überarbeitet (sichtbar an der
    Auflage).
  • Die Programmanbieter entwickeln und veröffentlichen regelmäßig neue
    Materialien, welche das bestehende Programmmaterial ergänzen bzw. erwei-
    tern.
  • Es werden externe Experten bei der Optimierung des Programms einbezo-
    gen (z. B. Schulpraktiker wie Lehrkräfte, Schulpsychologen).

- 2 Punkte: Es sind mindestens drei Aktivitäten beschrieben, mit Hilfe derer die Programmanbieter die Qualität ihres Programms regelmäßig überprüfen und weiterentwickeln. Zudem handelt es sich hierbei nicht um voneinander losgelöste Aktivitäten. Vielmehr sind diese in einem kohärenten Gesamtkonzept miteinander verbunden.

7.4 Ergebnisqualität

Die Dimension der Ergebnisqualität enthält Informationen zu indirekten und direkten Programmwirkungen. Hinzu kommen Überlegungen, welche die Dauerhaftigkeit der Wirkungen, den Einsatz des Programms in der Praxis sowie das Verhältnis von Aufwendungen und erzielten Ergebnissen betreffen. Im Q^{GPS}-Verfahren werden demzufolge zwei Qualitätsbereiche unterschieden: (1) Indirekte und direkte Wirkungen auf Gesundheit und Bildung sowie (2) Transfer, Nachhaltigkeit und Effizienz.

Qualitätsbereich IV.1: Indirekte und direkte Wirkungen auf Gesundheit und Bildung

IV.1.1: Gibt es Belege für positive Wirkungen hinsichtlich förderlicher Organisationsstrukturen und -bedingungen?

Schulbasierte Programme der Gesundheitsförderung und Prävention können ihre Wirkungen auf ganz unterschiedlichen Ebenen entfalten. Neben der Stärkung von Gesundheitsressourcen, der Veränderung des Gesundheitsverhaltens oder Gesundheitszustandes sind vor allem strukturelle und organisationskulturelle Effekte zu nennen, welche in der Regel zeitlich als Erstes nachweisbar sind (Kliche et al., 2010). Hierzu zählen insbesondere die Verankerung des Programms im Schulprogramm oder -leitbild, die Gestaltung gesundheitsförderlicher Klassenzimmer oder auch die Etablierung von gesundheitsförderlichen Arbeits- und Lernprozessen (z. B. nach Gesichtspunkten der Rhythmisierung). Nach Nutbeam (1998) bilden solche Wirkungen die Basis einer aus mehreren Ebenen bestehenden Ergebnispyramide (siehe Infobox 8).

Infobox 8: Outcomemodell nach Nutbeam

Nutbeam (1998; siehe auch Ruckstuhl u. Abel, 2001) unterscheidet in seinem Outcomemodell drei unterschiedliche Ebenen von Gesundheitsergebnissen. Auf der hierarchisch untersten Ebene finden sich Ergebnisse der Gesundheitsförderung, welche sich unmittelbar nach einer Intervention einstellen. Diese werden in einem Kompetenzzuwachs (z.B. Erwerb von Lebenskompetenzen) sowie in Veränderungen von sozialen ökologischen und ökonomischen Bedingungen (z.B. Netzwerkbildung, Schaffung gesundheitsförderlicher Arbeitsplätze) sichtbar. Auf einer mittleren Ebene finden sich die so genannten intermediären Gesundheitsergebnisse. Diese Ebene zielt auf die Veränderung der Determinanten von Gesundheit, zum Beispiel durch eine positive Beeinflussung des Gesundheitsverhaltens, die Schaffung gesundheitsförderlicher Lebensbedingungen sowie eine Verbesserung der gesundheitlichen Versorgung. Neben diesen indirekten Gesundheitsergebnissen finden sich auf der hierarchisch obersten Ebene schließlich ebenfalls direkte Gesundheitsergebnisse, welche sich in Form einer verbesserten Lebensqualität, einer reduzierten Prävalenz (Krankheitshäufigkeit) sowie
▸ Mortalität (Sterblichkeit) niederschlägt. Vor allem direkte Gesundheitsergebnisse sind durch Maßnahmen der Gesundheitsförderung und Prävention nur schwer und erst nach längerer Zeit zu erreichen.

Entsprechende Effekte sind für sich genommen ein wichtiger Hinweis für die Wirksamkeit des Programms. Darüber hinaus unterstützen sie weitere positive Wirkungen (z.B. Verhaltensänderungen), indem sie gesundheitsförderliche Werte vermitteln (Kliche et al., 2010). Leider beschränken sich viele Evaluationsstudien bislang vor allem auf Wirkungen wie das Gesundheitsverhalten, während strukturelle und organisationale Effekte eher selten betrachtet werden, auch wenn ihnen große Potenziale zur Reduzierung des so genannten Präventionsdilemmas zugesprochen werden (siehe Infobox 9). Für eine umfassende Wirksamkeitsabschätzung ist es jedoch erforderlich, alle Ergebnisebenen ausreichend zu berücksichtigen.

Infobox 9: Präventionsdilemma

Bauer (2005, S. 74) versteht unter dem Präventionsdilemma »die hohe Teilnahmeakzeptanz bei wenig gefährdeten Adressatengruppen sowie die umgekehrt proportionale Ablehnung und fehlende Motivation bei jugendlichen Risikogruppen«. Vereinfacht ausgedrückt besteht das Grundproblem der Gesundheitsförderung und Prävention darin, dass jugendliche Risikogruppen (z. B. Kinder und Jugendliche mit niedrigem sozialem Status) trotz ihres Gesundheitsrisikos in der Praxis nur schwer erreicht werden. Die ebenfalls von Bauer diagnostizierte Dominanz verhaltensorientierter schulischer Gesundheitsförderung verschärft diese Problematik noch. Gesundheitsbezogene Programme in Schulen sollten sich daher nicht auf die Vermittlung von gesundheitsrelevantem Wissen und Verhalten beschränken, sondern ebenfalls auf die Gestaltung der schulischen Umwelt abzielen (z. B. bewegungsförderliche Gestaltung des Schulhofs, Schulalltagsgestaltung entlang von Kontextmerkmalen positiver Jugendentwicklung; Dadaczynski et al., 2011; Witteriede u. Michaelsen-Gärtner, 2012). Von letzterem können alle Kinder und Jugendlichen ungeachtet ihrer jeweiligen sozioökonomischen Ausgangslagen und motivationalen Voraussetzungen gleichermaßen profitieren.

– 1 Punkt: Den Evaluationsergebnissen des Programms lassen sich zwei positive Wirkungen bezüglich des Aufbaus förderlicher Organisationsstrukturen und -bedingungen entnehmen. In dieser Hinsicht zu nennen sind insbesondere:
  • Aufbau einer Steuerungsgruppe Gesundheit,
  • Gründung von Arbeitsgruppen zum Thema Gesundheit,
  • Aufbau von Partnerschaften/Kooperationen mit gesundheitsrelevanten schulexternen Organisationen,
  • gesundheitsförderliche Mitarbeitergespräche,
  • Verfügbarkeit eines Fortbildungskonzeptes mit Gesundheitsbezug und Anzahl an Fortbildungen,
  • Gestaltung von gesundheitsförderlichen Räumlichkeiten,
  • Verfügungsstunden für Lehrkräfte zum Ausgleich von gesundheitsförderlichen Projekten,
  • Ressourcen für schulische Gesundheitsförderung (Budget, Materialien etc.),
  • Integration von Gesundheit im Schulleitbild oder im Schulprogramm,
  • Verbesserung von Mitbestimmung/des Ausmaßes an Partizipation,
  • Verbesserung der internen und externen Kooperationen,
  • vermehrter Einsatz handlungsorientierter Unterrichtsformen (z. B. entdeckendes Lernen, Lernen in Inszenierungen, Stationenarbeit, Interaktionsspiele und gruppendynamische Übungen, Zukunftswerkstätten).

– 2 Punkte: Den Evaluationsergebnissen des Programms lassen sich mindestens drei positive Wirkungen bezüglich des Aufbaus förderlicher Organisationsstrukturen/-bedingungen entnehmen.

IV.1.2: Gibt es Belege für positive Wirkungen auf gesundheitsrelevantes Wissen und entsprechende Einstellungen?

Die vor allem in der gesundheitspsychologischen Forschung und Praxis gebräuchlichen Gesundheitsverhaltensmodelle gehen unter anderem davon aus, dass ein gesundheitsförderliches Verhalten umso wahrscheinlicher ist, wenn

– der Person Strategien und Möglichkeiten der Gesundheitsförderung bekannt sind;
– die Person glaubt, dass diese Strategien hinsichtlich der eigenen Gesundheit auch wirksam sind (also zum gewünschten Erfolg führen);
– die Person Zutrauen in die eigenen Fähigkeiten hat, sich gesundheitsförderlich zu verhalten, und
– die Barrieren zur Ausführung des Gesundheitsverhaltens gering und die förderlichen Faktoren hoch sind (Faltermaier, 2005; Schwarzer, 2004).

Diese aus der Forschung identifizierten Bedingungsfaktoren weisen dem Gesundheitswissen und den gesundheitsbezogenen Einstellungen einen hohen Stellenwert in der Vorhersage des Gesundheitsverhaltens zu. Somit gilt für schulbasierte Programme der Gesundheitsförderung und Prävention, dass sie nachzuweisen haben, ob sie einen positiven Einfluss auf diese Bedingungsfaktoren nehmen konnten oder nicht.

Infobox 10: Gesundheitskompetenz

Der Begriff der Gesundheitskompetenz (»health literacy«) ist ein mit Bezug auf das Gesundheitswissen mittlerweile gebräuchlicher Terminus. Hierunter werden alle kognitiven und sozialen Fertigkeiten zusammengefasst, welche zu einer gesundheitsförderlichen Lebensweise motivieren und befähigen. Neben funktionalen Gesundheitskompetenzen (z. B. Lesen und Schreiben) sind kommunikativ-interaktive (z. B. Beschaffung gesundheitsbezogener Informationen und deren Vermittlung) und kritische Formen (kritische Analyse von Gesundheitsinformationen) der Gesundheitskompetenz zu unterscheiden (Nutbeam, 2000; Soellner et al., 2009). Gesundheitskompetenzen sind somit nicht nur auf eine Wissensebene begrenzt (z. B. Schülerinnen und Schüler wissen um die gesundheitsabträgliche Wirkung von zucker- und fett-reichen Lebensmitteln und kennen alternative gesunde Lebensmittel sowie regionale Sportvereine und deren Bewegungsangebote). Sie umfassen eben-falls eine kommunikative Ebene (z. B. Schülerinnen und Schüler reden mit ihren Eltern über gesunde Lebensmittel und den familiären Ernährungsge-wohnheiten), eine kritisch-analytische Ebene (z. B. Schülerinnen und Schüler sind in der Lage, die Werbebotschaften ungesunder Lebensmittel kritisch zu hinterfragen) und eine Einstellungsebene (z. B. Schülerinnen und Schülern ist es wichtig, sich in der Schule gesund zu ernähren und mindestens drei Mal wöchentlich körperlich aktiv zu werden, um z. B. Übergewicht vorzubeugen).

– 1 Punkt: Den Evaluationsergebnissen des Programms lassen sich zwei positive Wirkungen bezüglich des Aufbaus gesundheitsrelevanten Wissens und gesund-heitsrelevanter Einstellungen entnehmen. In dieser Hinsicht sind insbesondere zu nennen:

- Wissen über die Wirkung von gesundheitsabträglichen und -zuträglichen Ver-haltensweisen, Einstellungen und Substanzen;
- Wissen über Unterstützungsmöglichkeiten und Hilfsangebote;
- Wissen über die Entstehung von Gesundheit und Krankheit;
- Wissen über Strategien zur Lösung sozialer Konflikte;
- verbesserte Einstellungen in Bezug auf eine präventive Lebensorientierung (siehe Infobox 11) als personal-psychische Ressource (siehe I.1.2);
- verbesserte Bewertung der eigenen Fähigkeiten, ein gesundheitsbezogenes Ziel oder Verhalten erreichen zu können (Selbstwirksamkeitserwartung als personal-psychische Ressource, siehe I.1.2);
- verbesserte Einschätzung der Fähigkeiten, die eigene Gesundheit kontrol-lieren zu können (Kontrollüberzeugung als personal-psychische Ressource, siehe I.1.2);
- verbesserte Einstellung zum/Wahrnehmung des eigenen Körpers (z. B. Wahr-nehmung physischer Grenzen als körperlich-konstitutionelle Ressource, siehe I.1.2).

Infobox 11: Präventive Lebensorientierung

Eine präventive Lebensorientierung ist zum Beispiel erkennbar in Form der kontinuierlichen Ausführung präventiver Aktivitäten wie Sport oder Entspannungsübungen, der gesundheitsbewussten Ernährung, der regelmäßigen Nutzung von Vorsorgeangeboten wie U-Untersuchungen oder Früherkennungsuntersuchungen oder auch die anhaltende Vermeidung gesundheitlicher Risikofaktoren wie Rauchen oder einseitige Ernährung.

– 2 Punkte: Den Evaluationsergebnissen des Programms lassen sich mindestens drei positive Wirkungen bezüglich des Aufbaus von Wissen und Einstellungen entnehmen. Die Belege sind im › Vorher-Nachher-Vergleich einer Interventions-mit einer › Kontrollgruppe statistisch signifikant.

Infobox 12: Vorher-Nachher-Vergleich einer Interventions- und Kontrollgruppe

Um gesicherte Aussagen über die Wirksamkeit eines gesundheitsbezogenen Programms treffen zu können, sind Evaluationsstudien durchzuführen, welche methodischen Standards entsprechen. Als grundlegend gilt hierbei mindestens die Durchführung einer Prä-Post-Studie, in der die Teilnehmer vor und nach der Programmdurchführung bezüglich verschiedener Aspekte, auf die das Programm Einfluss nehmen will (z. B. Wissen, Verhalten), untersucht werden. Treten im Vorher-Nachher-Vergleich signifikante Unterschiede im Sinne der Programmintention auf (z. B. verbessertes Ernährungswissen), so kann dies als Indiz für die Wirksamkeit des Programms interpretiert werden. Da die Unterschiede jedoch auch auf andere Ursachen zurückgeführt werden können (z. B. verbesserter Unterricht infolge einer neuen Schulleitung, zeitgleich stattfindende Gesundheitsaktionen in der Region), werden in der Evaluationsforschung neben der Interventionsgruppe ebenfalls so genannte Kontrollgruppen berücksichtigt, welche nicht am Programm teilnehmen. Zeigen sich signifikante Unterschiede im Vorher-Nachher-Vergleich zwischen der Interventions- und Kontrollgruppe, so steigt hiermit die Aussagekraft der Evaluationsbefunde. Voraussetzung für einen Vergleich zwischen Interventions- und Kontrollgruppe ist jedoch, dass sich beide Gruppen hinsichtlich grundlegender Merkmale (z. B. Alter, Geschlecht, Nationalität, sozialer Status) auch vergleichen lassen.

IV.1.3: Gibt es Belege für positive Wirkungen auf das Gesundheitsverhalten?

Während Risikoverhalten durch Praktiken bestimmt ist, welche die Wahrscheinlichkeit von Krankheiten erhöhen, können unter einem Gesundheitsverhalten alle Verhaltensweisen zusammengefasst werden, welche die Gesundheit fördern, stabilisieren oder wiederherstellen (Faltermaier, 2005). Hierzu gehören zum Beispiel gesunde Ernährung und Bewegung, persönliche Achtsamkeit oder auch die Inanspruchnahme von Vorsorgeuntersuchungen sowie Impfungen. Der Nachweis einer positiven Verhaltensänderung durch das Programm ist ein beweiskräftiges Argument für seine Wirksamkeit. Wie in den vorangegangenen Indikatoren (IV.1.1 und IV.1.2) verdeutlicht, setzt eine Verhaltensänderung voraus, dass die Schule gesundheitsförderliche Praktiken entwickelt hat und die betroffene Person (z. B. die Schüler) Strategien zur Förderung der eigenen Gesundheit kennt (z. B. Wissen über gesunde Lebensmittel und Sportangebote in der Region), diesbezüglich eine positive Einstellung entwickelt hat (z. B. »Sport ist sinnvoll, da dies einen positiven Einfluss auf das Körperbild hat«) und den Vorsatz, mehr für die eigene Gesundheit zu tun, auch in die Tat (z. B. in einen Sportverein eintreten) umsetzt. Positive Veränderungen des Gesundheitsverhaltens sind somit Wirkungen höherer Ordnung, welche in der Ergebnispyramide von Nutbeam (1998) auch als »intermediate health outcomes« (d. h. vermittelnde Gesundheitsergebnisse, siehe Infobox 9) bezeichnet werden.

– 1 Punkt: Den Evaluationsergebnissen des Programms lässt sich eine positive Wirkung bezüglich der Entwicklung gesundheitsbezogenen Verhaltens entnehmen. In dieser Hinsicht sind insbesondere zu nennen:
  • verbessertes Bewegungsverhalten (z. B. Zunahme von Häufigkeit, Dauer und Intensität von körperlicher Aktivität in der Schule oder im Rahmen von Angeboten am Nachmittag);
  • verbessertes Ernährungsverhalten (z. B. Reduzierung der täglich zugeführten Kalorienmenge, verringerter Konsum von süßen Getränken oder fetten und süßen Speisen, verbesserter Konsum von Obst und Gemüse, Einnahme regelmäßiger Mahlzeiten);
  • Verbesserung des Sozialverhaltens (Abnahme von ▸ Bullying und Mobbing, Verbesserung der sozialen Interaktion);
  • verbessertes Bewältigungsverhalten (Abnahme inadäquater Bewältigungs-

stile (z. B. sich mit jemanden prügeln, Dinge mutwillig zerstören) zugunsten lösungsorientierter Bewältigungsstile);

- reduzierter Konsum von Alkohol, Nikotin oder illegalen Substanzen;
- verbesserte Inanspruchnahme von Beratungs- und Unterstützungsdiensten (z. B. Schulsozialarbeit, schulpsychologischer Dienst, psychosoziale Beratungsstellen, Jugendhilfeeinrichtungen), Selbsthilfeangeboten und von Vorsorgeuntersuchungen;
- verbesserte Einbindung in informelle soziale Netzwerke (z. B. Sportverein, Jugendclub, Schülergruppen) als sozial-interpersonelle Ressource (siehe I.1.2).

– 2 Punkte: Den Evaluationsergebnissen des Programms lassen sich mindestens zwei positive Wirkungen bezüglich der Verbesserung/des Aufbaus gesundheitsbezogenen Verhaltens entnehmen. Die Belege sind im Vorher-Nachher-Vergleich einer Interventions- mit einer Kontrollgruppe statistisch signifikant.

IV.1.4: Gibt es Belege für positive Wirkungen auf den Gesundheitszustand?

Direkte Effekte auf den Gesundheitszustand (z. B. Reduktion des Body-Mass-Index, Senkung der Prävalenz von Übergewicht oder ▸ psychosomatischen Beschwerden) stellen die höchste Hierarchieebene der Ergebnispyramide von Nutbeam (1998) dar (siehe Infobox 8). Sie gehören somit zur »Königsklasse« der Wirkungen, die ein gesundheitsbezogenes Programm entfalten kann. So ist zu beachten, dass entsprechende Effekte von einem komplexen Geflecht miteinander agierender Faktoren abhängig sind, welche oft außerhalb des Handlungsbereiches des zu bewertenden Programms liegen (z. B. die genetische Veranlagung oder der Sozialstatus). Zudem sind Veränderungen des Gesundheitszustandes meist erst nach einem längeren Zeitraum nachweisbar, dies unter anderem deshalb, weil zunächst Veränderungen auf anderen Ergebnisebenen wirksam werden müssen. So setzt die Abnahme der Häufigkeit von Übergewicht bei Jugendlichen zunächst voraus, dass sich die Heranwachsenden gesundheitsangemessen verhalten (z. B. gesund ernähren und bewegen), was wiederum den Ausbau von Wissen, die Ausbildung von Einstellungen und Motivation sowie die Schaffung von förderlichen Organisationsstrukturen und -bedingungen voraussetzt. Der Nachweis von positiven und vor allem beabsichtigten (d. h. aus den Programmzielen ableitbaren) Wirkungen des zu bewertenden Programms auf den Gesundheitszustand kann als äußerst starker Beweis für seine Wirksamkeit gesehen werden. Umgekehrt kann aus Ermangelung eines solchen Nachweises nicht geschlossen werden, dass das zu bewertende Programm nicht wirksam ist.

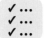

- 1 Punkt: Den Evaluationsergebnissen des Programms lässt sich eine beabsichtigte (d. h. aus den Programmzielen ableitbare) positive Wirkung bezüglich der Verbesserung des Gesundheitszustands entnehmen. In dieser Hinsicht sind insbesondere zu nennen:
  - Verbesserung der allgemeinen physischen Fitness als körperlich-konstitutionelle Ressource (siehe I.1.2),
  - Verbesserung des kardiovaskulären Systems (z. B. Blutdruck, Pulsfrequenz, Durchblutung) als körperlich-konstitutionelle Ressource (siehe I.1.2),
  - Reduktion des Body-Mass-Index, von Körperfett und Cholesterin,
  - Abnahme von physischen und psychischen Gesundheitsbeschwerden (z. B. psychosomatischen Beschwerden wie Bauch-, Kopfschmerzen, Gereiztheit, Müdigkeit; Abnahme psychischer Probleme wie depressiven Schüben, Phasen von Angst),
  - Verbesserung des körperlichen und psychischen Wohlbefindens,
  - Reduktion der Häufigkeit (Prävalenz) von Krankheiten (z. B. Erkrankungen des Muskel- und Skelettapparates infolge von Übergewicht, psychischen Störungen, z. B. Essstörungen),
  - reduzierte Sterblichkeitsrate (Mortalität), zum Beispiel durch Suizid.
- 2 Punkte: Den Evaluationsergebnissen des Programms lassen sich mindestens zwei beabsichtigte (d. h. aus den Programmzielen ableitbare) positive Wirkungen bezüglich der Verbesserung des Gesundheitszustands entnehmen. Die Belege sind im Vorher-Nachher-Vergleich einer Interventions- mit einer Kontrollgruppe statistisch signifikant.

IV.1.5: Gibt es Belege für positive Wirkungen auf Bildungsergebnisse?

Neben dem Nachweis von positiven gesundheitlichen Wirkungen ist für das zu bewertende Programm ebenfalls zu überprüfen, ob dieses in der Vergangenheit positive Effekte auf bildungsrelevante Indikatoren entfalten konnte. Was im Detail unter solchen Indikatoren zu verstehen ist, ergibt sich mit Rückgriff auf die Bildungs- und Erziehungsqualität von Schulen, welche mit Hilfe von länderspezifischen Qualitätsrahmen (z. B. Niedersächsisches Kultusministerium, 2006) oder länderübergreifenden Qualitätskonzeptionen (z. B. Stern et al., 2008) bestimmt wird (siehe auch I.1.5). Neben direkten Wirkungen auf die Ergebnisse der Lehr- und Lernprozesse (z. B. Fach- und Sachkompetenzen, Schulleistungen, Testergebnisse, erfolgreiche Bildungsabschlüsse etc., siehe auch Kapitel 2) zählen hierzu insbesondere positive Effekte auf das Schulklima und die Schulkultur (z. B. Interaktionsqualität zwischen allen schulischen Personengruppen, Ausmaß an Kooperation mit schulexternen Partnern etc.). Weitere bildungsrelevante Ergebnisse umfassen unter anderem lernbezogene Einstellungen und Motivationen sowie die Konzentrationsfähigkeit.

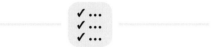

– 1 Punkt: Den Evaluationsergebnissen des Programms lässt sich eine beabsichtigte (d. h. aus den Programmzielen ableitbare) positive Wirkung bezüglich der Verbesserung bzw. Erreichung von Bildungsergebnissen entnehmen. In dieser Hinsicht sind insbesondere zu nennen:
  • die Verbesserung der schulischen Leistungsfähigkeit (z. B. Schulnoten, Testergebnisse, Schulabschlussnote, Konzentrationsfähigkeit, Intelligenzquotient),
  • die Reduzierung der ⟩ Schulabsentismusquote (Ausmaß an Schwänzen),
  • die Reduzierung der Schulverweigerungsquote,
  • die Reduzierung der Schulabbruchquote,
  • die Verbesserung der OECD-Schlüsselkompetenzen (siehe Infobox 13),
  • die Verbesserung der Schulkultur,
  • die Verbesserung des Klassenklimas.

Infobox 13: OECD-Schlüsselkompetenzen

Die Organisation für wirtschaftliche Zusammenarbeit und Entwicklung (OECD) forciert mit dem Projekt »Definition and Selection of Competencies« (DeSeCo) seit einigen Jahren die Entwicklung eines konzeptuellen Rahmens für die Ausweitung von Kompetenzen. Im Gegensatz zu einem rein auf Wissen und kognitiven Fähigkeiten begrenzten Verständnis wird an dieser Stelle ein ganzheitlicher Kompetenzbegriff zugrunde gelegt, welcher auf eine Bewältigung von komplexen Anforderungen in unterschiedlichen Kontexten abzielt sowie eine positive Lebensgestaltung ermöglicht (OECD, 2005). Ein so definierter Kompetenzbegriff umfasst neben Wissensbeständen ebenfalls psychosoziale Ressourcen, bestehend aus kognitiven, praktischen, motivationalen, emotionalen sowie sozialen Komponenten (Rychen, 2008). Damit weisen die OECD-Schlüsselkompetenzen eine deutliche Nähe zu den gesundheitsbezogenen Lebenskompetenzen auf (Bühler u. Heppeckausen, 2005). Insgesamt unterscheidet die OECD drei übergeordnete Kategorien, welchen wiederum neun Schlüsselkompetenzen zugeordnet sind. Die erste Kompetenzkategorie »Interaktive Anwendung von Medien und Mitteln (Tools)« bezieht sich auf die Notwendigkeit, sich in modernen und zunehmend technisierten Informationsgesellschaften angemessen bewegen zu können und kompetent mit der Umwelt zu interagieren. Von Bedeutung ist hierbei nicht nur die Beherrschung von technischen Anwendungen, sondern ebenfalls ein Verständnis, wie sich durch ein Medium die Interaktion mit der Umwelt verändert. Wichtige Schlüsselkompetenzen sind dabei die Fähigkeit, Sprache, Symbole und Texte interaktiv einzusetzen, oder auch die Fähigkeit, neue Technologien einzusetzen. »Interagieren in heterogenen Gruppen« als zweite Kompetenzkategorie ist gerade für pluralistische und zunehmend multikulturelle Gesellschaften von hoher Bedeutung und umfasst die Fähigkeiten, gute und tragfähige Beziehungen zu anderen Menschen aufzubauen, in Teams zusammenzuarbeiten sowie mit Konflikten konstruktiv umzugehen und diese konstruktiv zu lösen. Schließlich beinhaltet die dritte Kategorie »Eigenständiges Handeln« wichtige Kompetenzen, die zum autonomen und eigenverantwortlichen Handeln in verschiedenen Lebensbereichen und zur aktiven Mitgestaltung der Umwelt befähigen. Wichtige Schlüsselkompetenzen sind dabei, in größeren Kontexten und Zusammenhängen zu denken und zu handeln, eigene Lebenspläne zu entwerfen und umzusetzen sowie die Fähigkeit, seine Rechte, Interessen sowie Grenzen zu kennen und durchzusetzen.

– 2 Punkte: Den Evaluationsergebnissen des Programms lassen sich mindestens zwei beabsichtigte (d. h. aus den Programmzielen ableitbare) positive Wirkungen bezüglich der Verbesserung von Bildungsergebnissen entnehmen. Die Belege sind im Vorher-Nachher-Vergleich einer Interventions- mit einer Kontrollgruppe statistisch signifikant.

Qualitätsbereich IV.2: Transfer, Stabilität und Effizienz

IV.2.1: Sind die Programmwirkungen über einen längeren Zeitraum stabil?

Über die Frage der unmittelbar nach Durchführung des Programms feststellbaren Wirkungen hinaus ist es von hoher Bedeutung, ob die festgestellten Effekte auch möglichst dauerhaft nachgewiesen werden können. So ist für die Qualität von Programmen nicht nur die Höhe, sondern auch die zeitliche Stabilität der Wirkung entscheidend. Je länger die Effekte eines Programms nachweisbar sind, desto höher ist die Wahrscheinlichkeit, dass sich die Veränderungen relativ dauerhaft, zumindest aber über einen längeren Zeitraum im Individuum (z. B. Verhaltensweisen, Einstellungen) sowie in der Organisation Schule (z. B. Organisationsroutinen) verankern. Um die zeitliche Stabilität der Programmwirksamkeit zu überprüfen, ist ein so genanntes ▸ Follow-up, das heißt eine Wiederholungsmessung erforderlich, welche in einem angemessenen Zeitraum nach der Programmrealisierung durchgeführt wird (Øvretveit, 2002).

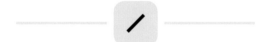

–   1 Punkt: Den Evaluationsbefunden des Programms lässt sich entnehmen, dass zwei intendierte positive Wirkungen (aus dem Bereich IV.1.1 bis IV.1.5) auch sechs Monate nach Realisierung des Programms noch nachweisbar sind. Die Belege sind im Vergleich zu einer Kontrollgruppe oder im Vorher-Nachher-Vergleich statistisch signifikant.
–   2 Punkte: Den Evaluationsbefunden des Programms lässt sich entnehmen, dass mindestens zwei intendierte positive Wirkungen (aus dem Bereich IV.1.1 bis IV.1.5) auch ein Jahr nach Realisierung des Programms noch nachweisbar sind. Die Belege sind im Vorher-Nachher-Vergleich einer Interventions- mit einer Kontrollgruppe statistisch signifikant.

IV.2.2: Wird das Programm von Schulen in der Alltagspraxis eingesetzt?

Während die Überprüfung der Wirksamkeit von gesundheitsbezogenen Programmen typische Evaluationselemente darstellen, werden in der Forschung und Praxis der Gesundheitsförderung und Prävention bislang oftmals Aspekte des Praxistransfers vernachlässigt. So ist eine hohe Wirksamkeit zwar ein notwendiges, jedoch kein hinreichendes Merkmal erfolgreicher Programme. Vielmehr gilt für erfolgversprechende Programme, dass diese die Hürde vom relativ geschützten Raum der Entwicklung und Erprobung (im Sinne einer Modellphase) hin zur »realen« Welt der schulischen Praxis nehmen müssen, wollen sie langfristig Bestand haben. Neben dem Begriff Dissemination (siehe Indikator II.2.2) findet in diesem Zusammenhang zunehmend der englische Fachbegriff »Scaling-up« Verwendung. Hierunter wird ein Prozess der Vergrößerung der Reichweite verstanden, so dass mehr Menschen (oder Schulen) von dem gesundheitsbezogenen Programm profitieren können (Mangham u. Hanson, 2010). Ein wesentlicher Erfolgsindikator ist somit, ob und wie häufig das Programm in der Praxis auch tatsächlich Anwendung findet. Je mehr Schulen das Programm umsetzen, umso wahrscheinlicher ist es, dass das Programm den notwendigen »Sprung in die Praxis« erfolgreich absolviert, womit auch die ⟩ Nachhaltigkeit des Programms sichergestellt wird. Mit diesem Indikator wird zudem anerkannt, dass Schulen die Praxistauglichkeit von Programmen oftmals recht treffsicher einschätzen. Demzufolge kann bei einer hohen Anzahl von Schulen davon ausgegangen werden, dass das zu bewertende Programm aus einer Praxisperspektive erfolgversprechend zu sein scheint.

– 1 Punkt: Aus den verfügbaren Informationen geht hervor, dass das Programm von bis zu fünf Schulen (bei einer regionalen Verbreitung) bzw. bis zu 15 Schulen (bei einer bundesweiten Verbreitung) nach der Entwicklungs- und Erprobungsphase auch tatsächlich angewendet wird/wurde. Hierbei handelt es sich nicht um Schulen, an denen das Programm erprobt und evaluiert wurde (also um Schulen aus einer Modell- und Pilotphase), sondern um Schulen, die das Programm seit der Fertigstellung einsetzen oder eingesetzt haben. Diese Schulen lassen sich durch Namen und Anschrift konkretisieren (entsprechende Informationen sind meist auf der Internetseite des Programms abrufbar).
– 2 Punkte: Aus den verfügbaren Informationen geht hervor, dass das Programm von mehr als fünf Schulen (bei einer regionalen Verbreitung) bzw. mehr als 15 Schulen (bei einer bundesweiten Verbreitung) nach der Entwicklungs- und Erprobungsphase auch tatsächlich angewendet wird/wurde. Hierbei handelt es sich nicht um Schulen, an denen das Programm erprobt und evaluiert wurde (also um Schulen aus einer Modell- und Pilotphase), sondern um Schulen, die das Programm seit der Fertigstellung einsetzen oder eingesetzt haben. Diese Schulen lassen sich durch Namen und Anschrift konkretisieren.

IV.2.3: Gibt es eine positive Bilanzierung von eingesetzten Ressourcen und Ergebnissen?

Neben der Evaluation der Wirksamkeit ist ebenfalls von hohem Interesse, ob die für das Programm aufgewendeten Ressourcen in einem möglichst positiven Verhältnis zu den erzielten Ergebnissen stehen (▸ Effizienz). Dabei sind auf der Kostenseite alle für die Programmdurchführung aufgewendeten Finanzmittel zu berücksichtigen (z. B. für den Personaleinsatz, Personalschulungen, Arbeits-materialien). Für die Feststellung der Ergebnisse einer Maßnahme lassen sich drei Parameter heranziehen (Rothgang u. Salomon, 2009, S. 346 ff.):

a) *natürliche Parameter* (z. B. Veränderungen gesundheitlicher Parameter wie Blutdruck, Pulsfrequenz, BMI, Cholesterin, Abnahme von Gesundheitsbe-schwerden, siehe IV.1.4);
b) *virtuelle Parameter* (Zugewinn an Lebenszeit/-qualität, z. B. im Sinne von förderlichen Lern-/Arbeitsbedingungen durch Verbesserung der Kommu-nikations- und Konfliktkultur in Schulen/Klassen, Reduzierung von Stress-belastungen);
c) *monetäre Parameter* (vermiedene finanzielle Aufwendungen für Erkrankun-gen, deren Auftreten ohne die Maßnahme wahrscheinlich gewesen wäre).

Im Hinblick auf die Durchführung eines systematischen Vergleichs von entstan-denen Kosten und erzielten Ergebnissen/Effekten lassen sich grundsätzlich drei Vorgehensweisen unterscheiden:

a) *Kosten-Wirksamkeits-Analyse* (Gegenüberstellung von Kosten und natürli-chen Parametern),
b) *Kosten-Nutzwert-Analyse* (Gegenüberstellung von Kosten und virtuellen Parametern) sowie
c) *Kosten-Nutzen-Analyse* im engen Sinn (Gegenüberstellung von Kosten und monetären Parametern) (Rothgang u. Salomon, 2009, S. 347).

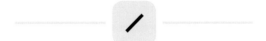

–   1 Punkt: Eine Bilanzierung der Kosten des Projektes und seiner Ergebnisse wurde für einen Teil des Programms (z. B. für einzelne Programmbereiche, für einzelne Kostenbereiche) durchgeführt. Es liegt für einen Teil des Programms eine positive Bilanz von Aufwendungen und Ergebnissen vor, das heißt, die im

Sinne der Programmziele erreichten Teilergebnisse übersteigen die entstandenen Kosten.

- 2 Punkte: Eine Bilanzierung der Kosten des Projektes und seiner Ergebnisse wurde für das gesamte Programm durchgeführt. Das gesamte Programm (nicht nur einzelne Bereiche) weist eine positive Bilanz von Aufwendungen und Ergebnissen nach, das heißt, die im Sinne der Programmziele erreichten Ergebnisse übersteigen die entstandenen Kosten.

8 Exemplarische Anwendung des Q[GPS]-Verfahrens: MindMatters

Mit MindMatters wird das Q[GPS]-Verfahren exemplarisch auf ein etabliertes gesundheitsbezogenes Programm angewendet. Die Qualitätsbewertung basiert auf einer Recherche und Analyse relevanter Programmmaterialien durch die Autoren. Das Ergebnis wurde anschließend den Programmverantwortlichen mit der Bitte um Prüfung und Rückmeldung möglicherweise übersehener Aspekte vorgelegt. Abschließend wurden die Ergebnisse zu einer Gesamtbewertung verdichtet. Im Folgenden werden die in den einzelnen Qualitätsdimensionen erreichten Ergebnisse unter Verwendung der in Kapitel 6 entwickelten Systematik (siehe Tabellen 2 und 3) berichtet. Unter Würdigung bereits vorhandener Stärken des Programms werden entsprechend des entwicklungsorientierten Ansatzes des Q[GPS]-Verfahrens vor allem jene Qualitätsmerkmale diskutiert, bei denen ein Optimierungsbedarf identifiziert wurde.

8.1 Beschreibung des Programms

Bei dem Programm MindMatters handelt es sich um ein Angebot, das allgemein auf die Förderung der psychischen Gesundheit sowie die Prävention psychischer Störungen in der Primarstufe sowie der Sekundarstufe I abzielt. Das Programm MindMatters hat seinen Ursprung in Australien und wurde im Rahmen eines Modellversuchs von 2002 bis 2005 für den deutschsprachigen Raum adaptiert. Als ganzheitlicher Settingansatz fokussiert MindMatters auf alle relevanten schulischen und außerschulischen Personengruppen (Schülerinnen und Schüler, Lehrkräfte, nicht unterrichtendes Personal, Eltern) und setzt sowohl am Individuum (Verhaltensprävention) als auch an den schulischen Bedingungen und Prozessen (Verhältnisprävention) an.

Neben dem allgemeinen Ziel, die psychische Gesundheit von Heranwachsenden zu fördern, lassen sich für MindMatters folgende spezifische Ziele benennen: (1) Förderung von mehr Respekt und Toleranz im Unterricht, (2) Auf-

und Ausbau einer unterstützenden/fürsorglichen Schulkultur, (3) Entwicklung von Netzwerken/Partnerschaften zwischen Schule und Schulumfeld sowie (4) Verbesserung von Lehren und Lernen und somit Steigerung der schulischen Bildungsqualität. Damit basiert das Programm grundlegend auf dem Ansatz der guten gesunden Schule, da über die Förderung der psychischen Gesundheit eine positive Einflussnahme auf die Bildungs- und Erziehungsqualität angestrebt wird.

Für den Sekundarschulbereich I stehen insgesamt acht Module zur Verfügung, mit Hilfe derer Schulen spezifische Themen der psychischen Gesundheit im Unterricht bearbeiten sowie Schulentwicklungsprozesse mit psychischer Gesundheit einleiten können. Die Schulentwicklungsmaterialien umfassen drei Hefte und thematisieren unter anderem den Aufbau und Einsatz von Strukturen, Strategien und Partnerschaften zur Förderung der psychischen Gesundheit. Darüber hinaus stehen mit den fünf Unterrichtsheften themenspezifische Materialien zur Verfügung, welche unter anderem auf den Aufbau und Erhalt von Freundschaften sowie den Umgang mit Stress, Mobbing, psychischen Störungen und Trauer- und Verlusterlebnissen abzielen.

Neben dem Sekundarschulmaterial existiert seit kurzem auch ein umfangreiches und eigenständiges Modul für die Primarstufe, welches auf die Förderung sozial-emotionaler Kompetenzen fokussiert. Dabei nimmt das Primarstufenmodul konkreten Bezug auf die Diskussion um neue Lernkulturen an der Schule (z. B. Kompetenzorientierung und konstruktivistische Didaktik) und versucht hierüber einen Beitrag zur Unterrichtsentwicklung zu leisten. Aufgrund der umfangreichen Differenzierung der Übungen in Abhängigkeit von den Lernvoraussetzungen der Kinder eignet sich das Primarstufenmodul sehr gut für die individuelle Förderung, für den jahrgangsübergreifenden Unterricht sowie für den Einsatz in Förderschulen. Neben dem in manualisierter Form vorliegenden Modul stehen für die Primarstufe zudem ergänzende Materialien zur Schulentwicklung zur Verfügung, welche auf der Internetseite heruntergeladen werden können.

Die folgende Bewertung bezieht sich ausschließlich auf das MindMatters-Programmmodul für die Primarstufe, welches ein eigenständiges Programm darstellt (im Weiteren abgekürzt mit MindMatters PS).

8.2 Gesamtbewertung

Bislang existieren für MindMatters PS noch keine Evaluationsbefunde, womit die Dimension Ergebnisqualität nicht bewertet werden konnte. Diese Dimension wurde in der vorliegenden Bewertung noch unberücksichtigt gelassen, weil die Einführung und Veröffentlichung von MindMatters PS noch keine drei Jahre zurückliegt (siehe Infobox 4). Damit reduziert sich die erreichbare Punktzahl von 64 auf 48. MindMatters PS erhielt im Verlauf der Anwendung des Q^{GPS}-Verfahrens insgesamt 41 von 48 möglichen Punkten. Nach Berechnung des prozentualen Verhältnisses von erreichter und erreichbarer Punktzahl (siehe Kapitel 6.2) ergibt sich für die einzelnen Qualitätsdimensionen folgende Übersicht (Tabelle 4).

Tabelle 4: Qualitätsbewertung von MindMatters PS

Qualitätsbereich	erreichte Punkte	erreichbare Punkte	Score in %
I Konzeptqualität	23	24	95,8 %
II Strukturqualität	12	14	85,7 %
III Prozessqualität	6	10	60,0 %
IV Ergebnisqualität	–	–	–
Gesamtscore in Prozent			80,5 %

Unter Anwendung der in Kapitel 6 eingeführten Qualitätsränge (siehe Tabelle 3) ergibt sich für MindMatters PS somit in der Gesamtbewertung ein Leistungsniveau (80,5 %). Im Folgenden werden die Ergebnisse für die drei bewerteten Qualitätsdimensionen im Einzelnen dargestellt, so dass ein differenzierteres Bild über die Stärken und Schwächen des Programms entstehen kann.

8.3 Detailbewertung

Qualitätsdimension 1 – Konzeptqualität: Mit insgesamt 23 von 24 möglichen Punkten ließ sich die Qualität des Konzeptes von MindMatters PS im Bereich des *Exzellenzniveaus* verorten (95,8 %), womit die Qualitätsanforderungen nahezu vollständig erfüllt werden und ein Vorbildcharakter für diese Dimension vorliegt. MindMatters PS weist deutliche Stärken für einen Großteil grundlegender Leitorientierungen und -prinzipien auf. Neben einem ganzheitlichen Gesundheitsverständnis, das neben psychischen und sozialen ebenfalls strukturelle (d. h. umweltbezogene) Aspekte berücksichtigt, ist das Programm erkennbar

ressourcenorientiert und verknüpft zudem verhaltens- sowie verhältnisbezogene Maßnahmen. Besonders positiv ist zudem die Ausrichtung des Programms
an einem schulischen Qualitätsrahmen. Dabei wird deutlich gemacht, wie mit
Hilfe des Programms gezielt Einfluss auf die *Bildungs- und Erziehungsqualität*
von Schule genommen werden soll. Es ist anzunehmen, dass sich diese Verknüpfung positiv auf die Bereitschaft auswirkt, das Programm dauerhaft in der
Schule zu verankern. Hingegen ist das Ausmaß an Partizipation im Programm
MindMatters PS steigerungsfähig. Zwar werden Eltern zur aktiven Mitgestaltung eingeladen und es finden sich einige Übungen, in denen eine aktive Mit-
wirkung der Schülerinnen und Schüler gefördert wird, jedoch werden die Schülerinnen und Schüler nicht systematisch an Entscheidungsprozessen beteiligt
(z. B. hinsichtlich der Wahl und Gestaltung von Übungen). Ebenso ergeben sich
hinsichtlich des dem Programm zugrunde liegenden Zielsystems geringfügige
Optimierungsmöglichkeiten. So sind zwar neben übergeordneten Richtzielen
(z. B. Förderung sozial-emotionaler Kompetenzen und der Bildungsqualität)
ebenfalls Grob- und Feinziele definiert, jedoch bleibt unklar, welche Feinziele
zur Erreichung welcher Grobziele dienen. Zudem wäre hier eine visuelle Sys-
tematisierung zum Verhältnis der einzelnen Zielebenen wünschenswert. Als
äußerst positiv erweist sich schließlich die Passung des Programms mit den
zentralen Lehr- und Lernbedingungen von Schule. Zu nennen ist hierbei insbesondere die Differenzierung des Materials in Abhängigkeit von den indivi-
duellen Voraussetzungen (Ressourcenniveaus), womit das Programm in unterschiedlichen Kontexten eingesetzt werden kann.

Qualitätsdimension 2 – Strukturqualität: Hinsichtlich der Strukturqualität
konnten insgesamt 12 von 14 Punkten vergeben werden, womit sich MindMatters PS hier ebenfalls im Bereich des *Exzellenzniveaus* (85,7 %) bewegt. Besondere Stärken zeigen sich vor allem hinsichtlich der Integrierbarkeit des Programms in laufende Schulentwicklungsprozesse, welche unter anderem durch
die Verknüpfung mit dem IQES-Schulqualitätsrahmen sichergestellt werden
soll. Zudem steht den Anwendern des Programms eine umfassende Checkliste
zur Verfügung, mit der Schulen überprüfen können, an welchen Stellen konkre-
ter Entwicklungsbedarf besteht. Die Verfügbarkeit eines umfassenden und gut
strukturierten Manuals sowie unterschiedliche Qualifizierungsmöglichkeiten
(Schulberaterausbildung, Programmfortbildungen) sind weitere Stärken in diesem Bereich. Schwächen lassen sich jedoch dahingehend feststellen, dass die für
die Durchführung des Programms erforderlichen personellen und auch räumlichen Ressourcen nicht bzw. nicht durchgehend ausgewiesen sind. Zwar wird
ein Großteil der Aktivitäten im Klassenraum durchgeführt, jedoch bleibt es der
Kreativität des Programmnutzers überlassen, wie der Klassenraum gestaltet ist

(z. B. welche Bestuhlung und Sozialform gewählt wird). Darüber hinaus sind zwar die Zeitbedarfe für die Durchführung sowie Vor- und Nachbereitung grob angegeben, hingegen mangelt es an einer übergreifenden Darstellung der für das Gesamtprogramm einzuplanenden Personalressourcen (z. B. für die Arbeit im Schulentwicklungsteam, für die Zusammenarbeit mit Eltern und externen Schulpartnern). Dies kann im Einzelfall zu Unklarheiten und Frustrationen aufseiten der Durchführenden führen.

Qualitätsdimension 3 – Prozessqualität: Im Bereich der Prozessqualität erhielt MindMatters PS 6 von 10 möglichen Punkten, womit das *Durchschnittsniveau* (60,0 %) erreicht wurde. Lobend hervorzuheben ist, dass für MindMatters PS ein programminternes Qualitätsmanagement existiert, das neben einem regelmäßig tagenden Lenkungsausschuss aus externen Evaluationen und der kontinuierlichen Zusammenarbeit mit Praxisexperten zur Weiterentwicklung des Materials besteht. Zudem bietet das Programm seinen Nutzern verschiedene Unterstützungsleistungen wie eine Telefonhotline, einen Newsletterservice oder auch einen Online-Werkzeugkasten mit zusätzlichen Materialien. Schwächen zeigen sich hingegen hinsichtlich der fehlenden Einbindung von Schulleitungen in das Programm. Eine stärkere Berücksichtigung dieser Zielgruppe (z. B. in Form eines Einführungsgespräches, Argumente für den Einsatz des Programms und seinen zu erwartenden Wirkungen) ist jedoch von hoher Bedeutung, wenn es um die Herstellung von Akzeptanz für das Programm und seiner dauerhaften Verankerung geht. Schließlich ergeben sich weitere Schwierigkeiten aus der flexiblen Anwendung des Programms. Dies ist zwar einerseits positiv, da Schulen das Programm an ihre jeweiligen Bedürfnisse anpassen können. Jedoch führt dies zu einer »Verwässerung« des Programms und zu dem Problem, dass sich nicht mehr ohne Weiteres evaluieren lässt, ob ein möglicher Programmerfolg oder auch -misserfolg auf das Programm oder seine Anpassung zurückzuführen ist.

Qualitätsdimension 4 – Ergebnisqualität: Auf die Bewertung dieser Qualitätsdimension wurde an dieser Stelle verzichtet, da für MindMatters PS derzeit noch keine Evaluationsbefunde vorliegen. Dieses Vorgehen ist durchaus in jenen Fällen gerechtfertigt, in denen ein Programm noch »neu auf dem Markt« ist. Oftmals sind, wie im vorliegenden Fall, die Evaluationsstudien noch nicht abgeschlossen bzw. befinden sich in der Planungsphase. Würde die Ergebnisdimension in die Qualitätsbewertung einfließen, so hätte dies einen nachteiligen Effekt auf die Gesamtqualität des Programms, obgleich an dieser Stelle noch kein Qualitätsmangel im inhaltlichen Sinn vorliegt. Anders sieht es aus, wenn das Programm längere Zeit verfügbar ist und dennoch keine Ergebnisevaluation vorgenommen wurde. Erste aussagekräftige Evaluationsergebnisse sollten spätestens drei Jahre nach der Einführung vorliegen Die Verantwortlichen des jeweiligen Programms sind darauf ausdrücklich hinzuweisen, wie auch im vorliegenden Fall geschehen. Ein dauerhafter Mangel an Evaluationsbefunden ist als gravierender Qualitätsmangel zu verstehen, der sich in der Qualitätsbewertung niederschlagen muss. In solchen Fällen sind die Qualitätsmerkmale der Ergebnisdimension mit 0 Punkten (d. h. als nicht erfüllt zu bewerten). MindMatters PS würde dann zum Beispiel im Ergebnis nur noch einen Gesamtscore von 60,3 % erreichen und damit (wenn auch nur knapp) auf den Qualitätsrang *Durchschnittsniveau* zurückfallen. Diese Information wird hier allerdings nur zur Veranschaulichung gegeben. Grundsätzlich ist empfohlen, in einem solchen Fall keinen Gesamtscore auszuweisen (siehe Infobox 4).

Zusammenfassend lässt sich festhalten, dass es sich bei MindMatters PS um ein qualitativ hochwertiges Programm handelt, welches in vielen Bereichen bereits Vorbildcharakter aufweist. Besonders hervorzuheben ist hierbei die enge Verknüpfung von Gesundheit und Bildung sowie die starke Differenzierung in Abhängigkeit von den Lernvoraussetzungen der Zielgruppe. Gleichwohl sind einige Entwicklungsoptionen identifiziert worden. Die zukünftige Weiterentwicklung des Programms sollte sich demzufolge nach vorliegender Einschätzung insbesondere auf die folgenden Bereiche konzentrieren:

– Entwicklung von Strategien, welche die aktive Partizipation der Schülerinnen und Schüler in allen Übungsmodulen sicherstellen;
– Verdeutlichung des Zielsystems mit klaren Bezügen der Feinziele zu den Grobzielen;
– Ausweisung der für die Durchführung erforderlichen personellen und räumlichen Ressourcen (für das gesamte Programm sowie für einzelne Unterrichtseinheiten);
– Entwicklung von Strategien hinsichtlich der Einbeziehung von Schulleitungen zur Unterstützung des Programms (z. B. in Form von Informationsmaterialien, Einführungsgesprächen);
– Definition von nicht veränderbaren Programmbereichen, das heißt eine konkrete Festlegung von Modulen, die zwingend durchzuführen sind und außerhalb der gegebenen Alternativen nicht verändert werden dürfen (Programmtreue).

Zur Bewertung herangezogene Quellen

Heinold, F., Nieskens, F. (2011). Das Programm MindMatters. Aspekte salutogener und inklusiver Schul- und Unterrichtsentwicklung. Prävention, 34, 122–124.

Nieskens, B., Heinold, F., Paulus, P. (2011). Gemeinsam(es) Lernen mit Gefühl. Eine Ressource zur Förderung sozial-emotionaler Kompetenzen für die Primarstufe. Lüneburg: Leuphana Universität Lüneburg.

Slotosch-Kemper, M., Nieskens, B. (2012). Psychische Gesundheit entwickeln. Mit MindMatters inklusiv den Übergang gestalten. Lernchancen, 87/88, 44–49.

MindMatters-Programmzentrum (o. J.). MindMatters – Mit psychischer Gesundheit gute Schule machen, http://www. mindmatters-schule.de, Zugriff am 08.08.2012

8.4 Ergebnisrückmeldung

Sehr geehrte Damen und Herren,

nachdem Sie uns dankenswerterweise bereits bei der Bewertung Ihres Programms MindMatters *für den Primarbereich* mit der Bereitstellung von Unterlagen unterstützt haben, freuen wir uns, Ihnen heute die Ergebnisse unserer Qualitätsbewertung mitteilen zu können.

Die Beurteilung Ihres Programms erfolgte mit Hilfe des Q^GPS-Verfahrens – einem Verfahren zur *Qualitätsentwicklung Gesundheitsbezogener Programme in Schulen*[10]. Das Q^GPS-Verfahren ist auf Basis der wissenschaftlichen Evidenzlage unter Berücksichtigung gesundheitswissenschaftlicher und bildungswissenschaftlicher Erkenntnisse entwickelt worden. Ziel des Verfahrens ist es, auf Basis eines standardisierten und einheitlichen Vorgehens schulbezogene Programme der Gesundheitsförderung und Prävention zu bewerten und nach objektiven Kriterien miteinander zu vergleichen. Damit soll nicht nur der Ist-Stand von Programmen festgehalten werden, sondern es sollen ebenfalls Impulse für deren kontinuierliche Qualitätsentwicklung gegeben werden. Das Verfahren setzt sich aus insgesamt 32 Qualitätsmerkmalen zusammen, welche acht Bereichen und vier übergeordneten Dimensionen zugeordnet sind. Die Bewertung der Qualitätsmerkmale erfolgt entlang eines Punkteschemas von null (die Anforderungen an das Merkmal sind nicht erfüllt) bis zwei Punkte (die Anforderungen an das Merkmal sind vollständig erfüllt). Die Bewertung Ihres Programms erfolgte durch zwei voneinander unabhängige Gutachter. Sofern Abweichungen in den Urteilen auftraten, wurden diese in einem anschließenden Diskussionsprozess ausgeräumt.

---

10 Das Q^GPS-Verfahren wurde von Dadaczynski und Witteriede (2013) entwickelt, das Buch ist im Verlag Vandenhoeck & Ruprecht erhältlich.

Die maximale Punktzahl im Q^{GPS}-Verfahren beträgt 64 Punkte. Im Falle Ihres Programms wurde der Bereich der Ergebnisqualität aus dem Bewertungsprozess ausgeschlossen (d. h. nicht bewertet), da die Einführung des Programms noch keine drei Jahre zurückliegt und eine Evaluationsstudie derzeit noch nicht abgeschlossen ist.

Insgesamt erhielt das Programm MindMatters Primarstufe *41 von 48* möglichen Punkten. Dies entspricht einem prozentualem Verhältnis von *80,5 %* und damit dem *Leistungsniveau* (Niveau 4 von 5). Die nachfolgende Tabelle gibt Ihnen einen Überblick über die in den einzelnen Qualitätsdimensionen erzielten Ergebnisse. Die Detailergebnisse Ihrer Programmbewertung finden Sie im Anhang dieses Schreibens.

Tabelle 5: Qualitätsbewertung des Programms MindMatters Primarstufe

Qualitätsbereich	erreichte Punkte	erreichbare Punkte	Score in %
I Konzeptqualität	23	24	95,6 %
II Strukturqualität	12	14	85,7 %
III Prozessqualität	6	10	60,0 %
IV Ergebnisqualität	--	--	--
Gesamtscore in Prozent			80,5 %

Insgesamt weist das Programm deutliche Stärken auf und erreicht in vielen Bereichen bereits Vorbildcharakter. Am besten schneidet hierbei mit 23 von 24 möglichen Punkten (95,6 %) die *Konzeptqualität* ab. Besonders vorbildlich erweist sich die Verknüpfung von Gesundheit und Bildung, was aufseiten der Schule sicherlich zu einer höheren Akzeptanz des Programms beiträgt. Neben einer guten theoretischen Fundierung liegt eine wesentliche Stärke des Programms in seiner Differenziertheit. In Abhängigkeit von den Voraussetzungen der Zielgruppe werden für alle Übungen verschiedene Alternativen angeboten. Hieran können sich andere schulische Programme ein positives Beispiel nehmen. Verbesserungsbedarfe zeigen sich lediglich für zwei Bereiche: Zum einen ist das Ausmaß an aktiver Beteiligung der Zielgruppe, aber auch der Lehrkräfte an der Gestaltung des Programms (Auswahl von Übungen, Durchführung des Programms) ausbaufähig. Dies hätte einen förderlichen Einfluss auf die nachhaltige Teilnahmemotivation aufseiten der Zielgruppe und Adressaten. Darüber hinaus möchten wir vorschlagen, das dem Programm zugrunde liegenden Zielsystem besser aufeinander abzustimmen. Zwar weist das Programm ein sehr differenziertes Zielsystem (bestehend aus Richt-, Grob- und Feinzielen) auf, jedoch fehlt hier manchmal eine klare Zuordnung der Feinziele zu den Grobzielen.

Im Bereich der *Strukturqualität* konnte Ihr Programm ebenfalls eine hohe Punktzahl (12/14, d. h. 85,7 %) erreichen. Deutliche Stärken finden sich hier in der Integrierbarkeit des Programms in Schulentwicklungsprozesse sowie in der Verfügbarkeit eines umfassenden und gut strukturierten Programmmanuals. Verbesserungspotenzial sehen wir hingegen hinsichtlich der Ausweisung von personellen und Raumressourcen. So sollten aus dem Programmmanual deutliche Informationen zum Personalbedarf (Lehrkräfte für den Unterricht, Schulentwicklungsgruppe etc.) und zur Raumgestaltung (Bestuhlung, Sozialform) für die Umsetzung des Programms hervorgehen.

Schließlich konnten wir im Bereich der *Prozessqualität* 6 von 10 Punkten vergeben (60 %). Positiv fällt hier neben dem programminternen Qualitätsmanagement auf, dass Sie die Schulen im Umsetzungsprozess ausreichend unterstützen. Optimierungsbedarf finden wir hingegen in der Einbindung von Schulleitungen. So sind Schulleitungen eine bedeutsame Schlüsselgruppe, wenn es um die Initiierung und dauerhafte Verankerung von Maßnahmen der schulischen Gesundheitsförderung geht. Zu empfehlen wäre weiterhin, dass Sie für Ihr Programm festlegen, welche Inhalte die Basis des Programms darstellen und nicht verändert werden dürfen. So ist Programmflexibilität zwar einerseits wichtig für Anpassungen an die Schulrealität, führt jedoch andererseits schnell zur »Verwässerung« des Programms.

Zusammenfassend möchten wir Ihnen zu einem hochwertigen Programm gratulieren. Sie haben bereits viele wichtige Qualitätsaspekte berücksichtigt. Damit sich Ihr Programm auch kontinuierlich weiterentwickelt, möchten wir folgende Entwicklungsschritte vorschlagen:

– stärkere Ausrichtung des Programms nach dem Leitbild der Partizipation für alle am Programm beteiligten Personen (z. B. hinsichtlich der Auswahl und Gestaltung von Programminhalten);
– Verdeutlichung des Zielsystems mit klaren Bezügen der Feinziele zu den Grobzielen;
– Ausweisung der für die Durchführung erforderlichen personellen und räumlichen Ressourcen (für das gesamte Programm sowie für einzelne Unterrichtseinheiten);
– Entwicklung von konkreten Strategien zur Einbeziehung der Schulleitung zur Unterstützung des Programms (z. B. in Form von Informationsmaterialien, Einführungsgesprächen etc.);
– Definition von nicht veränderbaren Programmbereichen, das heißt konkrete Festlegung von Modulen, welche zwingend durchzuführen sind und außerhalb der gegebenen Alternativen nicht verändert werden dürfen (Programmtreue).

Um die Entwicklung Ihres Programms zu dokumentieren, aber auch ausreichend zu würdigen, schlagen wir eine Wiederholungsbewertung mit dem Q^{GPS}-Verfahren spätestens drei Jahre nach der Programmeinführung vor. In diesem Zusammenhang möchten wir darauf aufmerksam machen, dass zukünftig Evaluationsstudien zum Nachweis der Wirksamkeit und Effizienz des Programms zwingend durchzuführen sind. Sollten zur Wiederholungsbewertung keine Evaluationsbefunde vorliegen, so müssten wir dies als Qualitätsmangel bewerten, was eine Abstufung der Gesamtqualität zur Folge hätte.

Bei Rückfragen zu diesem Qualitätsbericht stehen wir Ihnen gern zur Verfügung.

Bis dahin verbleiben wir mit freundlichen Grüßen

9 Evaluation des Q^{GPS}-Verfahrens

So wie die Anbieter der Gesundheitsförderung und Prävention nachzuweisen haben, dass ihre Angebote den Anforderungen und Erwartungen verschiedener Akteure und Zielgruppen entsprechen (siehe Kapitel 1), so stehen auch die Entwickler von Qualitätsverfahren in der Pflicht, die Güte ihrer Instrumente nachzuweisen. Entsprechend fordert von Rüden im Rahmen der zweiten Statuskonferenz der Bundesvereinigung für Gesundheitsförderung und Prävention (BVPG, 2011) eine Qualitätssicherung der Qualitätssicherung, das heißt eine wissenschaftliche Prüfung von Güte, Wirkungsweise und Effizienz solcher Verfahren. So einleuchtend diese Forderung auch ist, umso mehr mag es erstaunen, dass bislang vergleichsweise wenig zu Fragen der Qualität bestehender Qualitätsverfahren publiziert worden ist. Das Q^{GPS}-Verfahren wurde im Laufe seiner Entwicklung zwei Mal evaluiert. Die Ergebnisse der ersten Praxiserprobung sind in eine umfangreiche Überarbeitung und Weiterentwicklung des Verfahrens eingeflossen. Gegenstand dieses Kapitels ist die Darstellung der Evaluation dieser überarbeiteten Fassung und dessen Ergebnisse.

9.1 Ziele und Stichprobe

Die zweite Evaluationsphase zielte grundlegend auf die Feststellung der Güte und Anwendbarkeit des Verfahrens durch Praxisexperten. Von besonderem Interesse waren dabei die folgenden Untersuchungsfragen:

1. Wie lässt sich die Zuverlässigkeit (d. h. Reliabilität) des Q^{GPS}-Verfahrens bewerten?
2. Wie beurteilen die Nutzer das Q^{GPS}-Verfahrens hinsichtlich verschiedener Qualitätsaspekte (z. B. Vollständigkeit, Kontextspezifität, Handhabbarkeit, Eignung)?
3. Welche Erfahrungen berichten die Nutzer von der Anwendung des Q^{GPS}-Verfahrens?

Die Beantwortung dieser Fragen erfolgte mit Hilfe von Praxisexperten der schulischen Gesundheitsförderung der AOK Niedersachsen und der Unfallkasse Nordrhein-Westfalen. Die Teilnahme an der Praxiserprobung war freiwillig, die Auswahl und Ansprache erfolgte durch die jeweilige Organisation. Während an der ersten Evaluation 22 Personen teilnahmen, reduzierte sich die Stichprobengröße in der zweiten Praxiserprobung auf n = 15. Eine Aufstockung der Stichprobe durch weitere Praxisexperten anderer Organisationen ließ sich zu diesem Zeitpunkt nicht realisieren. Als Gründe für die Nichtteilnahme wurden Zeitknappheit, Arbeitsverdichtung oder interne Umstrukturierungsprozesse angegeben.

9.2 Methodik

Die Praxiserprobung erfolgte in drei Stufen und umfasste eine Basisschulung, eine Erprobungsphase sowie eine abschließende Onlinebefragung. Auf die einzelnen Schritte der Praxiserprobung wird im Folgenden näher eingegangen.

Durchführung von Schulungsveranstaltungen: In einem ersten Arbeitsschritt wurden die Untersuchungsteilnehmer in das Thema der Qualitätsentwicklung in der schulischen Gesundheitsförderung und anschließend in die erste Version des Q^{GPS}-Verfahrens und dessen Anwendung eingeführt[11]. Hierfür wurden zwei Schulungen durchgeführt (eine Schulung für Mitarbeiter der AOK Niedersachsen und eine Schulung für Mitarbeiter der UK Nordrhein-Westfalen), welche in Form von eintägigen Veranstaltungen mit einer Dauer von sieben Zeitstunden konzipiert waren. Ein weiterer Schwerpunkt lag in der exemplarischen Anwendung des Verfahrens anhand des schulbezogenen Programms MindMatters (siehe www.mindmatters-schule.de). Methodisch orientierten sich die Schulungsveranstaltungen an dem Ansatz des problembasierten Lernens, das heißt der zu vermittelnde Gegenstand (das Qualitätsverfahren) wurde anhand eines Fallbeispiels aus der Praxis (Programm MindMatters) bearbeitet. Alle für die Schulung relevanten Materialien wurden den Teilnehmern zur Verfügung gestellt.

Anwendungserprobung durch die Schulungsteilnehmer: Im Anschluss an die Einführungsschulung wurden die Studienteilnehmer in so genannte Tandems (d.h. Zweiergruppen) eingeteilt, deren Zuordnung sich auch in der zweiten

---

11 Die Eingangsschulungen zur Anwendung des Qualitätsverfahrens fanden im August und September 2011 statt. Auf eine erneute Schulung zur überarbeiteten Fassung des Qualitätsverfahrens wurde verzichtet, da die Grundstruktur des Verfahrens unverändert blieb.

Evaluationsphase nicht änderte. Sowohl in der ersten als auch zweiten Phase
wurde jedes Tandem gebeten, sich aus einer vorgegebenen Liste ein Programm
auszuwählen. Insgesamt standen in der zweiten Evaluation des Verfahrens
fünf Programme zur Auswahl (CHILT, Ich bin Ich, Lars und Lisa, Fairplayer,
Lions Quest – Erwachsen werden). Die Bewertung des gewählten Programms
erfolgte innerhalb der Bewertungsteams unabhängig vom jeweiligen Tandempartner, wobei die Bewertungsergebnisse in ein digitales Bewertungsformular
eingetragen und an die Autoren gesendet wurden. Die Anwendungserprobung
fand von September bis November 2012 statt.

Durchführung einer Onlinebefragung: Nach Abschluss der Anwendungserprobung wurden die Teilnehmer gebeten, an einer abschließenden Onlinebefragung teilzunehmen. Ziel der Befragung war es, die Meinungen und Erfahrungen der Untersuchten bezüglich des Q^GPS-Verfahrens zu erfassen. Der hierbei
eingesetzte Fragebogen orientiert sich unter anderem an einem von Kliche et al.
(2009) verwendetem Instrumentarium. In dieser Studie wurden Expertinnen
und Experten aus den Bereichen Gesundheitswesen, Prävention und Gesundheitsförderung gebeten, verschiedene durch eine Literaturanalyse extrahierte
Kriterien an Qualitätssicherungsverfahren hinsichtlich ihrer Relevanz zu bewerten. In Anlehnung an die dort verwendeten Kriterien wurden Items entnommen
und sprachlich an das Q^GPS-Verfahren angepasst. Neben soziodemografischen
Angaben (Geschlecht, Berufserfahrung) erfolgte die Bewertung des Qualitätsverfahrens entlang der folgenden vier Bereiche: Vollständigkeit und Kontextspezifität; Handhabbarkeit und Verständlichkeit; Nutzungsmöglichkeiten und
Eignung sowie Gesamtbewertung. Darüber hinaus wurden die Befragten mittels sieben Items gebeten, ihre Erfahrungen bei der Bewertung des von ihnen
gewählten Programms anzugeben. Eine Übersicht über das im Fragebogen eingesetzte Instrumentarium findet sich in Tabelle 6.

Neben der Dokumentation des zur Programmbewertung aufgewendeten
zeitlichen Umfangs hatten die Studienteilnehmer abschließend die Möglichkeit, weitere Anmerkungen zum Q^GPS-Verfahren und seiner Anwendung zu
machen. Die Umsetzung des Fragebogens in ein Onlineformat erfolgte mittels
des Onlineprogramms Unipark (siehe www.unipark.de), wobei der Zugang zur
Befragung durch ein Passwort geschützt wurde.

Tabelle 6: Übersicht der zur Bewertung des Q^{GPS}-Verfahrens eingesetzten Items

Bereich	Items	Beispiel	Antwortformat
Vollständigkeit und Kontextspezifität	7	Das Q^{GPS}-Verfahren deckt die wesentlichen Aspekte von gesundheitsbezogenen Programmen in Schulen ab.	fünfstufig (1 = trifft vollständig zu; 5 = trifft gar nicht zu)
Handhabbarkeit und Verständlichkeit	8	Das Q^{GPS}-Verfahren ist insgesamt übersichtlich und klar gegliedert.	
Nutzungsmöglichkeit und Eignung	9	Das Q^{GPS}-Verfahren liefert Ergebnisse und Empfehlungen zur gezielten Verbesserung der Arbeit einzelner Programme.	
Gesamtbewertung	4	Das Q^{GPS}-Verfahren stellt eine Innovation dar, welches zur Qualitätsentwicklung der schulischen Gesundheitsförderung beiträgt.	
Bewertungserfahrungen	7	Das Qualitätsergebnis spiegelt meine Meinung über das Programm sehr gut wider.	

9.3 Analyse

Die Auswertung der Daten aus der Onlinebefragung erfolgte deskriptiv (Häufigkeiten, Mittelwerte, Standardabweichungen) mit Hilfe der Software SPSS für Windows in der Version 21. Mit dem Ziel einer optimalen grafischen Darstellung wurde ein Teil des Datensatzes rekodiert, wobei die Antwortskalen invertiert wurden.

Zur Ermittlung der Zuverlässigkeit des Qualitätsverfahrens wurde weiterhin die so genannte Interrater-Reliabilität ermittelt. Diese bezeichnet das Ausmaß an Übereinstimmung unterschiedlicher Beobachter in der Bewertung ein und desselben Beobachtungsgegenstandes. Mit Hilfe entsprechender Reliabilitätsanalysen soll überprüft werden, ob und in welchem Ausmaß die Ergebnisse unterschiedlicher Beobachter (»Rater«) übereinstimmen. Ist dies der Fall (d. h., ist das Ausmaß an Übereinstimmung zufriedenstellend), so kann dies als Beleg für eine hohe Reliabilität des Q^{GPS}-Verfahrens gewertet werden. Zur Ermittlung der Interrater-Reliabilität stehen unterschiedliche Verfahren zur Auswahl, wobei die Berechnung der prozentualen Übereinstimmung ($p_{\ddot{U}}$) die wohl einfachste Möglichkeit darstellt. Hierbei wird die Anzahl an übereinstimmenden Beobachtungen mit der Gesamtzahl an Beobachtungen ins Verhältnis gesetzt. Kann also z. B. bei vier von sechs Beobachtungen eine Übereinstimmung der Bewertung erzielt werden, so entspricht dies einem Übereinstimmungskoeffizienten von $p_{\ddot{U}} = 0.67$ (d. h. 67 %). Diese Berechnungsform hat ihre Grenzen jedoch darin, dass zwei oder mehrere Beobachter schon per Zufall eine übereinstimmende Bewertung erzielen können, womit die Interrater-Reliabilität positiv verzerrt würde. Dabei steigt die Wahrscheinlichkeit zufälliger Übereinstimmungen insbesondere dann, wenn das Codierungssystem nur aus wenigen Bewertungsoptionen besteht. Im Fall des Q^{GPS}-Verfahrens ist die Wahrscheinlichkeit bei drei »Rating«-Optionen (ja, teilweise, nein – siehe Kapitel 6.2) durchaus gegeben. Der Cohens Kappa-Koeffizient (κ) stellt eine zufallskorrigierte Form der Interrater-Reliabilität dar, welche bei nominalskalierten Daten zum Einsatz kommt. Dieser Koeffizient basiert auf der prozentualen Übereinstimmung der Beobachtungen und berücksichtigt überdies das Verhältnis der beobachteten und der bei Zufall zu erwartenden Übereinstimmung (Wirtz u. Caspar, 2002). Die Berechnung des Cohens Kappa (κ) erfolgt mit Hilfe der folgenden Formel:

$$Cohens\ Kappa = \frac{Po - Pe}{1 - Pe}$$

$$= \frac{Anteil\ \ddot{u}bereinstimmender\ Urteile - Anteile\ zuf\ddot{a}lliger\ Urteile}{1 - Anteil\ zuf\ddot{a}lliger\ Urteile}$$

Im Gegensatz zum Übereinstimmungskoeffizienten liegen für den Cohens-Kappa-Koeffizienten wissenschaftlich akzeptierte Konventionen zur Interpretation der Übereinstimmungsstärke vor, wobei eine Zielmarke von mindestens $\kappa = 0.61$ (d. h. substantial) angestrebt werden sollte (siehe Altman, 1991; Fleiss u. Cohen, 1973; Landis u. Koch, 1977):

– $\geq 81 - 100 \%$ (d. h. $\geq 0.8 - 1.0$)   = almost perfect,
– $\geq 61 - < 80 \%$ (d. h. $\geq 0.6 - < 0.8$) = substantial,
– $\geq 41 - < 60 \%$ (d. h. $\geq 0.4 - < 0.6$) = moderate,
– $\geq 21 - < 40 \%$ (d. h. $\geq 0.2 - < 0.4$) = fair,
– $0 - < 20 \%$ (d. h. $\geq 0.0 - < 0.2$) = poor.

9.4 Ergebnisse: Interrater-Reliabilität, Bewertung und Anwendungserfahrung

Interrater-Reliabilität: Auf Basis der Ergebnisse der Anwendungserprobung wurde für jedes Tandem sowohl die einfache prozentuale Übereinstimmung ($p_{\ddot{U}}$) als auch die zufallskorrigierte Interrater-Reliabilität nach Cohens Kappa (κ) berechnet. Im Weiteren werden ausschließlich die Cohens-Kappa-Werte berichtet. Aufgrund lückenhafter Dokumentationsdaten musste eine Untersuchungsperson von der Auswertung ausgeschlossen werden, womit die Stichprobengröße aus sieben Tandems besteht (n = 14). Gemäß Konvention sollten die Ergebnisse einen Wert von $\kappa = 0.61$ erreichen, um von einer substanziellen zufallskorrigierten Interrater-Reliabilität sprechen zu können. Wie in Tabelle 7 dargestellt, wird der geforderte Zielwert im Durchschnitt (d. h. gemittelt über alle Tandems) in zwei von vier Qualitätsbereichen sowie im Mittelwert über alle Qualitätsbereiche (siehe Spalte »Gesamt«) erreicht. Dabei ergibt sich die höchste Reliabilität für die Dimension der Prozessqualität ($\kappa = 0.69$) und Strukturqualität ($\kappa = 0.67$). Für die Konzeptqualität wird der Zielwert mit 0.59 minimal unterschritten.

Tabelle 7: Zufallskorrigierte Übereinstimmungskoeffizienten (Cohens Kappa) der exemplarischen Erprobung des Q^{GPS}-Verfahrens (n = 14)

Tandem	Konzept	Struktur	Prozess	Ergebnis	Gesamt
T1	0.62	0.59	1.00	0.50	0.66
T2	0.72	0.57	0.67	0.80	0.75
T3	0.65	0.78	0.54	0.65	0.70
T4	0.59	0.53	0.58	0.58	0.65
T5	0.45	0.53	0.41	0.00	0.35
T6	0.55	0.99	0.54	0.58	0.66
T7	0.59	0.57	1,00	0.50	0.66
Ø	0.59	0.65	0.68	0.52	0.63

Werden die Ergebnisse innerhalb der einzelnen Tandems betrachtet, so ergibt sich für etwa die Hälfte (46 %) aller in Tabelle 7 dargestellten Koeffizienten ein zufriedenstellender Wert. Weitere 37 % aller Koeffizienten liegen nur minimal unter dem geforderten Wert von $\kappa = 0.61$ und lediglich 17 % weichen stärker (d. h. Werte ≤ 0.5) von der geforderten Zielmarke ab. Mit Blick auf die einzelnen Tandems fällt zudem auf, dass lediglich ein Tandem (T5) über alle Qualitätsbereiche hinweg (siehe Spalte »Gesamt«) einen Wert unterhalb von $\kappa = 0.61$ erreicht. Grund hierfür ist unter anderem die mangelhafte Übereinstimmung innerhalb der Dimension Ergebnisqualität ($\kappa = 0.0$). Eine Detailanalyse dieser Qualitätsdimension für das Tandem zeigt, dass ein Tandempartner alle Qualitätsmerkmale dieser Dimension mit null Punkten bewertet hat. Informationen zur Bewertung der Ergebnisqualität sind meist in separaten wissenschaftlichen Publikationen (z. B. Artikel, graue Literatur) zu finden, die möglicherweise von der Untersuchungsperson im Bewertungsprozess nicht berücksichtigt wurden.

Bewertung: Die Bewertung des Q^{GPS}-Verfahrens erfolgte entlang der vier in Kapitel 9.2 dargestellten Bewertungsdimensionen. Die Ergebnisse der Onlinebefragung weisen auf eine hohe *Vollständigkeit und Kontextspezifität* des Q^{GPS}-Verfahrens hin (Tabelle 8). So sind die Befragten mehrheitlich der Meinung, dass das Verfahren wesentliche Qualitätsaspekte von gesundheitsbezogenen Programmen in Schulen abdeckt ($M = 4.3$[12]). Zudem wird die Frage, ob die spezifischen Bedingungen und Ausgangslagen des Settings Schule ausreichend berücksichtigt wurden, ebenfalls positiv beantwortet. Aus Sicht der Befragten weist das Verfahren eine ausreichende Passung mit für Schule relevanten Bildungsaspekten (z. B. Bildungszielen) auf ($M = 4.6$). Weiterhin berücksichtigt es angemessen die besonderen Rahmenbedingungen von Schule (z. B. Lehr-/Lernbedingungen, $M = 4.1$) und verfügt über ausreichend bildungsbezogene Qualitätsmerkmale (z. B. Bezug zu Schulqualität und -entwicklung, $M = 4.4$).

Wie in Tabelle 8 dargestellt, gelangen die Untersuchungsteilnehmer auch hinsichtlich der Dimension *Handhabbarkeit und Vollständigkeit* zu einer insgesamt sehr positiven Einschätzung. Alle hier bewerteten Aspekte liegen im Mittel über dem Wert vier (d. h. trifft überwiegend zu). So stimmen die Befragten mehrheitlich der Aussage zu, dass mit dem Q^{GPS}-Verfahren auch tatsächlich Qualität erfasst wird ($M = 4.4$). Da es sich bei den Befragten um Experten der schulischen Gesundheitsförderung und Prävention handelt, kann das Ergebnis als ein erster Hinweis auf eine hohe Inhaltsvalidität gewertet werden. Weiterhin bescheinigen die Befragten dem Q^{GPS}-Verfahren eine übersichtliche und klare Gliederung ($M = 4.7$) sowie ein klares und verständliches Punktbewertungssystem ($M = 4.5$). Auch stimmen sie den Aussagen zu, dass die Beschreibung der Qualitätsmerkmale deren Verständlichkeit deutlich steigert ($M = 4.7$) und das Ausmaß an Standardisierung (d. h. das präzise Vorgeben von Indikatoren) das Bewertungsvorgehen erleichtert ($M = 4.9$).

---

12 Ausgewiesen werden an dieser Stelle die Mittelwerte, wobei höhere Werte (d. h. Zahlen, die sich dem Wert 5 annähern) für eine höhere Zustimmung sprechen.

Tabelle 8: Vollständigkeit und Kontextspezifität sowie Handhabbarkeit und Verständlichkeit des Q^{GPS}-Verfahrens (Mittelwerte: 1 = trifft gar nicht zu; 5 = trifft vollständig zu, n = 14)

Bewertungsdimensionen und Items	M	SD
Vollständigkeit und Kontextspezifität		
Q^{GPS} deckt wesentliche Qualitätsaspekte von gesundheitsbezogenen Programmen in Schulen ab.	4.3	0.61
Q^{GPS} berücksichtigt angemessen »harte« Rahmendaten (personelle und finanzielle Kosten usw.).	4.9	0.36
Q^{GPS} berücksichtigt angemessen gesundheitsbezogene Qualitätsmerkmale.	4.1	0.92
Q^{GPS} berücksichtigt angemessen bildungsbezogene Qualitätsmerkmale.	4.4	0.65
Q^{GPS} berücksichtigt alle relevanten Qualitätsfelder und -dimensionen.	3.9	0.73
Q^{GPS} berücksichtigt angemessen besondere Rahmenbedingungen von Schulen.	4.1	0.92
Q^{GPS} weist eine ausreichende Passung mit für Schule relevanten Bildungsaspekten auf.	4.6	0.49
Handhabbarkeit und Verständlichkeit		
Es ist unmittelbar ersichtlich, dass Q^{GPS} auch tatsächlich Qualität erfasst.	4.4	0.65
Q^{GPS} ist insgesamt übersichtlich und klar gegliedert.	4.7	0.47
Die in der Q^{GPS}-Qualitätscheckliste formulierten Merkmale sind sehr verständlich.	4.3	0.47
Die Beschreibungen der Qualitätsmerkmale erhöhen die Verständlichkeit der Merkmale deutlich.	4.7	0.61
Die Bewertungsvorgaben (d. h. Indikatoren) erleichtern die Bewertung der Qualitätsmerkmale.	4.9	0.36
Die Unterteilung in fünf verschiedene Qualitätsränge ist sinnvoll.	4.6	0.63
Das Q^{GPS}-Punktbewertungssystem ist klar und verständlich.	4.5	0.65
Die Anwendung von Q^{GPS} sollte immer durch mindestens zwei Personen erfolgen.	4.1	1.11

Anmerkung: *M* = Mittelwert; *SD* = Standardabweichung

Die Ergebnisse des im dritten Fragebogenbereich abgefragten Wirkpotenzials *(Nutzungsmöglichkeiten und Eignung)* weisen darauf hin, dass das Q^{GPS}-Verfahren nach Ansicht der Befragten eine systematische und nachvollziehbare Qualitätsbewertung von schulbezogenen Programmen erlaubt (*M* = 4.4, Tabelle 9). Auch sind die Untersuchungsteilnehmer der Meinung, dass sich mit Hilfe des Verfahrens Schwachpunkte identifizieren lassen (*M* = 4.5) und die Ergebnisse zu einer gezielten Verbesserung dieser beitragen können (*M* = 4.0). Zudem wird das Verhältnis von aufzubringenden (insbesondere zeitlichen) Ressourcen und erzieltem Nutzen mit einem Mittelwert von *M* = 4 als überwiegend ausgeglichen bewertet.

Tabelle 9: Nutzungsmöglichkeiten und Eignung sowie Gesamturteil des Q^{GPS}-Verfahrens (Mittelwerte: 1 = trifft gar nicht zu; 5 = trifft vollständig zu, n = 14)

Bewertungsdimensionen und Items	*M*	*SD*
Nutzungsmöglichkeiten und Eignung		
Q^{GPS} ermöglicht eine systematische und nachvollziehbare Qualitätsbewertung einzelner Programme.	4.4	0.65
Q^{GPS} liefert Ergebnisse und Empfehlungen zur gezielten Verbesserung der einzelnen Programme.	4.0	1.11
Q^{GPS} eignet sich, um die Qualität verschiedener Programme miteinander zu vergleichen.	3.8	0.89
Q^{GPS} ist auch als Leitfaden für die Entwicklung neuer Programme hilfreich einsetzbar.	4.3	0.73
Q^{GPS} ist geeignet, die Komplexität eines Programms in einem Gesamturteil zu bewerten.	4.1	0.54
Das Verhältnis zwischen aufzubringenden Ressourcen und erzieltem Nutzen ist ausgeglichen.	4.0	0.78
Mit Hilfe von Q^{GPS} lassen sich Schwachpunkte gesundheitsbezogener Programme identifizieren.	4.5	0.65
Gesamturteil		
Insgesamt erachte ich das Q^{GPS}-Verfahren als sehr leistungsfähig.	4.1	0.66
Insgesamt entspricht das Q^{GPS}-Verfahren meinen Erwartungen.	4.1	0.73
Q^{GPS} stellt eine Innovation dar, welches zur Qualitätsentwicklung in der schulischen Gesundheitsförderung beiträgt.	4.4	0.65
Ich kann mir vorstellen, das Q^{GPS}-Verfahren zukünftig im Rahmen meiner Tätigkeit einzusetzen.	4.0	1.04

Anmerkung: *M* = Mittelwert; *SD* = Standardabweichung

Die Gesamtzufriedenheit der Befragten mit dem Q^{GPS}-Verfahren wurde abschließend mittels vier Items erfasst. Wie auch in den vorangegangenen Bereichen, so zeigt sich auch hier ein erfreuliches Bild (Tabelle 9). So wird das Verfahren von allen Untersuchten als sehr leistungsfähig (*M* = 4.1) und innovativ beurteilt (*M* = 4.4). Der Mittelwert von *M* = 4.1 zeigt zudem an, dass die Erwartungen der Befragten an das Q^{GPS}-Verfahren überwiegend erfüllt wurden. Schließlich besteht seitens der Praxisexperten eine hohe Bereitschaft, das Verfahren auch zukünftig einsetzen zu wollen (*M* = 4.0).

Anwendungserfahrungen: Neben der Bewertung des Q^{GPS}-Verfahrens wurde ebenfalls erhoben, welchen Zeitumfang die Bewertung eines Programms in Anspruch nahm. Im Ergebnis wendeten die Untersuchungsteilnehmer für eine Programmbewertung durchschnittlich vier Stunden (246 Minuten) auf. Hierbei treten zwischen den Befragten deutliche Unterschiede zutage: Während zwei Personen lediglich etwa anderthalb Stunden aufwendeten, umfasst der Zeitaufwand in einem Fall ein Maximum von neun Zeitstunden.

Die Ergebnisse zu den Erfahrungen der Bewertung des von den Untersuchungsteilnehmern ausgewählten Programms finden sich in Tabelle 10. Mit einem Mittelwert von $M = 4.5$ zeigt sich, dass die Beteiligten das Q^{GPS}-Verfahren ohne Probleme auf das Programm anwenden konnten. Zudem werden alle Merkmale des Verfahrens als relevant ($M = 4.3$) und die Merkmalsbeschreibungen für die Programmbewertungen ($M = 4.4$) als hilfreich bewertet. Auch geben die Befragten mit hoher Zustimmung an, dass das Qualitätsergebnis die eigene Meinung über das Programm sehr gut widerspiegelt ($M = 4.4$) und dass die Bewertung des Programms in angemessener Zeit möglich war ($M = 4.1$).

Tabelle 10: Erfahrungen bei der Anwendung des Q^{GPS}-Verfahrens
(Mittelwerte: 1 = trifft gar nicht zu, 5 = trifft vollständig zu, n = 14)

Items	M	SD
Q^{GPS} deckt alle aus meiner Sicht wichtigen Aspekte zur Bewertung dieses Programms ab.	4.3	0.73
Das Qualitätsergebnis spiegelt meine Meinung über das Programm sehr gut wider.	4.4	0.63
Die bereitgestellten Materialien enthielten alle relevanten Informationen zur Bewertung des Programms.	3.9	0.95
Alle Merkmale des Q^{GPS}-Verfahrens waren für die Bewertung des Programms relevant.	4.3	0.91
Die Bewertung dieses Programms war in angemessener Zeit möglich.	4.1	0.66
Die Merkmalsbeschreibungen haben mir bei der Bewertung des Programms sehr geholfen.	4.4	0.65
Ich konnte das Q^{GPS}-Verfahren ohne Probleme auf das Programm anwenden.	4.5	0.65

Anmerkung: M = Mittelwert; SD = Standardabweichung

9.5 Zusammenfassende Bewertung der Qualität des Q^{GPS}-Verfahrens

Während in den vergangenen Jahren eine ganze Reihe von Qualitätsverfahren entwickelt wurden, welche im Bereich der Gesundheitsförderung und Prävention zum Einsatz kamen, ist oftmals unklar, wie es um die Qualität solcher Verfahren bestellt ist. Mit dem Q^{GPS}-Verfahren liegt nun ein settingspezifisches Qualitätsinstrument vor, welches auf Basis der verfügbaren Evidenz entwickelt und einer wiederholten Anwendungserprobung unterzogen wurde. Von besonderem Interesse war dabei, ob das Q^{GPS}-Verfahren zuverlässig, das heißt reliabel ist, und wie Praxisexperten das Verfahren hinsichtlich verschiedener Qualitätsaspekte bewerten. Während an der ersten Praxisevaluation 22 Personen einer Krankenkasse und einer Unfallkasse teilnahmen, reduzierte sich die Stichprobe in der zweiten Erprobungsphase auf n = 14. Diese Stichprobengrößen begründen sich aus dem Umstand, dass die Praxiserprobung einen nicht unerheblichen Zeitaufwand erforderte, welcher von den Praktikern neben ihren eigentlichen Arbeitsaufgaben zu bewältigen war.

Für die Reliabilitätsprüfung wurde neben der prozentualen Übereinstimmung ($p_{\ddot{U}}$) die zufallskorrigierte Interrater-Reliabilität nach Cohens Kappa (κ) berechnet, wobei ein Koeffizient von $\kappa \geq 0.61$ als Zielmarke festgelegt wurde. Der Cohens-Kappa-Koeffizient kann als eher strenges Gütemaß verstanden werden, das ausschließlich die nicht zufällig erzielte Übereinstimmung belohnt (Neuendorf, 2002). Neben der Unabhängigkeit der Rater setzt die Berechnung von Cohens Kappa ebenfalls die Unabhängigkeit der Beobachtungen (»Units«) voraus (Cohens, 1960). Letzteres ist dann gegeben, wenn die Übereinstimmung einer einzelnen Beobachtung (z. B. eines Merkmals) über verschiedene voneinander unabhängige Programme betrachtet wird. Da jedes Tandem vor dem Hintergrund begrenzter Kapazitäten in der Erprobungsphase lediglich ein Programm bewertet hat, konnte der Übereinstimmungskoeffizient hier lediglich über alle Beobachtungen (d. h. Qualitätsmerkmale) einer Qualitätsdimension berechnet werden. Da die Merkmale innerhalb der Qualitätsdimensionen zwar aus inhaltlichen Erwägungen, jedoch nicht zwingend im statistischen Sinn zusammengehören müssen, kann davon ausgegangen werden, dass die Verletzung der Voraussetzung keinen verzerrenden Einfluss auf die Befunde hat. Mit Blick auf die Ergebnisse zeigt sich, dass etwa die Hälfte aller ermittelten Cohens-Kappa-Koeffizienten oberhalb und weitere 37 % der Koeffizienten nur minimal unterhalb der angestrebten Zielmarke liegen. Auf Ebene der Qualitätsdimensionen weisen die Struktur- und Prozessqualität die höchsten Reliabilitätswerte auf, gefolgt von den Dimensionen Konzeptqualität und Ergebnisqualität. Insgesamt konnte im Vergleich mit den Ergebnissen der ersten Evaluation eine deutliche Steigerung der Interrater-Reliabilität erzielt werden. Als Grund hierfür kann die in der Überarbeitung des Verfahrens vorgenommene Standardisierung angeführt werden, welche es den Anwendern ermöglicht, genauer als zuvor einzustufen, unter welchen Bedingungen ein Qualitätsmerkmal ganz, teilweise oder gar nicht erfüllt ist. Bei der Interpretation der Reliabilitätsbefunde ist zudem zu berücksichtigen, dass sich die Basisschulung zum Verfahren auf die Vorgängerversion des Q^{GPS}-Verfahrens bezog und auf eine Wiederholungsschulung (i. S. einer Booster-Session) mit dem überarbeiteten Verfahren verzichtet wurde. Es ist anzunehmen, dass eine Schulung unmittelbar vor der Anwendung des Q^{GPS}-Verfahrens zu einer höheren Reliabilität beiträgt.

Neben den größtenteils zufriedenstellenden Reliabilitätsbefunden lassen sich die Ergebnisse der Onlinebefragung als sehr positiv bewerten. Die Befragten bescheinigen dem Q^{GPS}-Verfahren eine hohe inhaltliche Vollständigkeit (z. B. Berücksichtigung aller Qualitätsaspekte) sowie eine hohe Kontextspezifität (d. h. eine ausreichende Passung mit den für Schulen relevanten Bildungsaspekten, einer angemessenen Berücksichtigung von bildungsbezogenen Indikatoren). Letzteres ist von zentraler Bedeutung, da sich das Verfahren gegenüber den bereits existierenden Instrumenten vor allem durch seine deutliche Orientierung an den Merkmalen und Rahmenbedingungen des Settings Schule auszeichnen soll. Ebenfalls positiv beurteilt werden Aspekte der Verständlichkeit und Handhabbarkeit. So bewerten die Befragten das Verfahren als übersichtlich, klar gegliedert und verständlich. Zudem weist der hohe Zustimmungsgrad, dass sich mit Hilfe des Q^{GPS}-Verfahrens auch tatsächlich Qualität erfassen lässt, auf eine hohe Inhaltsvalidität. Auch das Verhältnis von eingesetzten (zeitlichen) Ressourcen und erzielten Nutzen wird als durchaus positiv bewertet. Tatsächlich investierten die Anwender im Durchschnitt etwas mehr als vier Stunden für die Bewertung des von ihnen ausgewählten Programms. Hierbei muss berücksichtigt werden, dass mit zunehmender Routine und Erfahrung in der Anwendung des Q^{GPS}-Verfahrens auch der Zeitaufwand für die Bewertung eines Programms mit hoher Wahrscheinlichkeit deutlich abnehmen wird. Zudem gilt es zu bedenken, dass einzelne Programme im Vergleich zu anderen Programmen aufgrund ihrer zum Teil hohen Komplexität (von 600 Seiten und mehr, z. B. das Programm CHILT) einen größeren Ressourceneinsatz verlangen. Wie die Bewertungen des Qualitätsverfahrens als solches fallen auch die Erfahrungen mit dessen Anwendung aufseiten der Praktiker überaus positiv aus. Hierzu gehört unter anderem, dass die Befragten das Verfahren ohne Probleme auf das jeweilige Programm anwenden konnten, aber auch, dass die Merkmalsbeschreibungen die Bewertungsarbeit unterstützt haben.

Zusammenfassend sind die berichteten Evaluationsbefunde als vielversprechend zu bewerten. Vor allem die Urteile der Praxisexperten verweisen darauf, dass das Q^{GPS}-Verfahren fachlich-inhaltlich umfassend und hinsichtlich seiner Anwendbarkeit praxistauglich ist. Auch liefern die Reliabilitätsbefunde erste Hinweise dafür, dass mit dem Q^{GPS}-Verfahren ein zuverlässiges Verfahren vorliegt. Um eine weitere Reliabilitätssteigerung zu erzielen, sind potenzielle Nutzer zeitnah vor der Anwendung des Verfahrens zu schulen. Um weiterführende Aussagen zur Qualität des Q^{GPS}-Verfahrens treffen zu können, ist auch in Zukunft seine Verbreitung und sein Einsatz wissenschaftlich zu evaluieren. Mit dem Ziel einer kontinuierlichen Qualitätsentwicklung sind diese Ergebnisse wiederum für die Optimierung des Verfahrens zu nutzen.

10 Glossar

Zur Unterstützung einer sachgerechten Anwendung des Verfahrens bietet das Glossar Kurzinformationen zu den in der Q^{GPS}-Checkliste kursiv hervorgehobenen Begriffen.

Begriff	Erklärung
Bildungs- und Erziehungsauftrag	Der in den Schulgesetzen der Länder (KMK, 2012) definierte Bildungs- und Erziehungsauftrag enthält im Wesentlichen eine grundlegende Aufgaben- und Anforderungsbeschreibung an Schulen, die zugleich deren tägliche Arbeit entsprechend orientiert und legitimiert. Unbesehen der aus der hoheitlichen Zuständigkeit der Bundesländer resultierenden Heterogenität der Detailformulierungen lässt sich als kleinster gemeinsamer Nenner die ganzheitliche Entwicklung der Persönlichkeit von Kindern und Jugendlichen und ihre Befähigung zu einer persönlich befriedigenden und gesellschaftlich produktiven Lebensführung bestimmen.
Bildungs- und Erziehungsqualität	Die Bildungs- und Erziehungsqualität bezieht sich auf die Frage, in welchem Ausmaß Schulen die im Bildungs- und Erziehungsauftrag gesetzten Anforderungen und Aufgaben erfüllen. Mit dem Ziel einer systematischen Erfassung und Entwicklung von Schulqualität sind in den Ländern so genannte Orientierungs-/Qualitätsrahmen (▸ Qualitätssystem Schule) und länderübergreifende Qualitätskonzeptionen (z. B. Qualitätsentwicklung und Selbstevaluation in Schulen IQES, Brägger u. Posse, 2007; Selbstevaluation in Schulen SEIS, Stern et al. 2008) entwickelt worden. Ähnlich wie im Q^{GPS}-Verfahren sind die Qualitätsrahmen aus übergeordneten Dimensionen, Kriterien und messbaren Indikatoren zusammengesetzt.
Booster-Session	Eine Reihe von schulbasierten Programmen der Gesundheitsförderung und Prävention sehen im Anschluss an die Programmrealisierung so genannte Auffrischungssitzungen (Booster-Sessions) vor. In diesen Sitzungen, welche meist nach einem gewissen Zeitverzug (z. B. ein halbes Jahr) durchgeführt werden, sollen die zentralen Programminhalte in Kurzform wiederholt werden. Ziel dieser Auffrischungssitzungen ist die Verfestigung von Wissen (z. B. bezüglich gesundheitsangemessenen Verhaltens) und der wichtigsten Programmbotschaften.

Bullying/Mobbing	Bullying bzw. Mobbing lässt sich definieren als ein eskalierender Prozess, in dessen Verlauf eine oder mehrere Personen bewusst ein Machtübergewicht regelmäßig (z. B. wöchentlich) und über einen längeren Zeitraum (mehrere Monate) in Form von indirekten und/oder direkten Attacken missbrauchen, um eine andere Person zu ihrem eigenen Vorteil zu schädigen, wobei sich das Opfer in der Regel nicht hinreichend selbst verteidigen oder der Situation ohne Weiteres entkommen kann. Ein einzelnes Vorkommnis, in dem sich ein oder mehrere Personen weitgehend gleicher Stärke bekämpfen, sollte nicht als Bullying/Mobbing bezeichnet werden (Witteriede u. Paulus, 2008).
Determinanten von Gesundheit	Determinanten von Gesundheit umfassen das gesamte »Spektrum an persönlichen, sozialen, ökonomischen und umweltbedingten Faktoren, die den Gesundheitszustand von Individuen oder Bevölkerungen bestimmen« (WHO, 1998, S. 7). Hierzu gehören unter anderem Gesundheitsverhalten und Lebensstile, Einkommen und sozialer Status, Bildung, Beschäftigung und Arbeitsbedingungen, Zugang zu Gesundheitsdiensten und angemessene physikalische Umweltbedingungen.
Dissemination	Dissemination bezeichnet die systematische Verbreitung von zum Beispiel Forschungsbefunden, Projektergebnissen oder Programmen.
Durchführungsgenauigkeit/ Programmtreue	Durchführungsgenauigkeit oder auch Programmtreue bezeichnet die Frage, ob und in welchem Ausmaß ein Programm oder definierte Einzelkomponenten so wie geplant durchgeführt werden (Barry et al., 2005). Sie spiegelt somit den Grad der Konsistenz zwischen Planung und tatsächlicher Realisierung wider.
Effektivität	Eine Maßnahme gilt als effektiv, wenn sie sich als geeignet erweist, die beabsichtigte Wirkung bezüglich der Lösung einer Problemstellung/ Erfüllung einer Aufgabe in hinreichender Weise zu erzielen (= Wirksamkeit) (quint-essenz, 2008, online).
Effizienz	Eine Maßnahme gilt als effizient, wenn sie die beabsichtigte Wirkung bezüglich der Lösung einer Problemstellung/Erfüllung einer Aufgabe kostengünstig in mindestens hinreichender Weise erzielt (= Wirtschaftlichkeit) (quint-essenz, 2008, online).
Epidemiologie	Epidemiologie befasst sich »mit der Beschreibung und Analyse der Verteilung von Krankheiten und deren Ursachen und Folgen in der Bevölkerung« (Waller, 2007, S. 41). Dabei kann unterschieden werden zwischen: a) deskriptiver Epidemiologie, b) analytischer Epidemiologie und c) experimenteller Epidemiologie.
Evaluation	Evaluation im Gesundheits-, Bildungs- und Sozialwesen lässt sich charakterisieren als eine systematische Erhebung, Auswertung und Bewertung von Informationen über Verlauf und Ergebnisse von Maßnahmen, Projekten, Programmen unter Anwendung von Methoden der qualitativen und/oder quantitativen Sozialforschung. Ziel ist die Ermöglichung einer informierteren Beurteilung dieser Aktivitäten und die Bereitstellung von Entscheidungsgrundlagen sowie von Empfehlungen für die weitere Ausgestaltung der Praxis (Øvretveit, 2002).

Evidenz *(evidenzbasierte Praxis vs. praxisbasierte Evidenz)*	Der Begriff der Evidenz beschreibt im medizinischen Kontext das Ausmaß der Wahrscheinlichkeit, mit dem Behandlungsmaßnahmen zum Ziel führen. Dazu werden Erkenntnisse aus Forschung und Praxis bestmöglich integriert. Dieses Vorgehen wird auch zunehmend auf die Gesundheitsförderung und Prävention übertragen, wobei die in der Medizin geltende Evidenzhierarchie, an deren Spitze randomisiert kontrollierte Studien (RCT) stehen, lediglich als eingeschränkt anwendbar gilt (Kolip, 2006). »Im Unterschied zur ›evidenzbasierten Praxis‹, die ausschließlich die durch Studien belegte Wirksamkeit bestimmter Interventionstypen als Legitimation für deren gute Praxis akzeptiert […]«, basiert die so genannte praxisbasierte Evidenz auf interventionsbezogenen Erfahrungswerten der Praktiker und Praktikerinnen und deren systematische Aufbereitung und Verbreitung (Kilian et al., 2009, S. 100).
Feinziel	Feinziele differenzieren Grobziele (siehe unten) inhaltlich und lassen sich als Teilziele beschreiben, welche im Gesamtergebnis zur Erreichung der Grobziele führen. Sie weisen ein niedriges Abstraktionsniveau auf und lassen sich direkt in Handlungen umsetzen (Schilling, 2005).
Follow-up	In der empirischen Sozialforschung bezeichnet der Begriff Follow-up eine Wiederholungsmessung, das heißt die erneute (meist dritte) Befragung von Untersuchungspersonen. Diese Wiederholungsmessung kommt insbesondere in Evaluationsstudien zum Einsatz. Mit ihr soll geprüft werden, ob sich zum Beispiel nach Durchführung eines gesundheitsbezogenen Programms auch nach einem längeren Zeitraum (z. B. sechs Monate) noch positive Effekte feststellen lassen.
Gesundheit	In der einschlägigen Fachliteratur finden sich zahlreiche Versuche, Gesundheit zu bestimmen. In der vielfach rezipierten Definition der Weltgesundheitsorganisation (1948) ist sie bestimmt als »ein Zustand des vollständigen körperlichen, geistigen und sozialen Wohlbefindens und nicht nur das Freisein von Krankheit und Gebrechen« (zitiert nach Franke, 2006, S. 32). Zwischenzeitlich sind eine Reihe von Versuchen unternommen worden, diese Definition weiterzuentwickeln. Die kürzlich von Waller und Blättner vorgelegte Definition kann als gelungenes Beispiel gelten: »Gesundheit beschreibt das körperliche, mentale und soziale Handeln (Funktionalität, instrumentelle Komponente) und Erleben (Wohlbefinden, emotional-kognitive Komponente) von Menschen zu einem bestimmten Zeitpunkt auf einem Kontinuum optimaler Möglichkeiten bis hin zu stärksten Einschränkungen« (2012, S. 86).
gesundheitlicher Risikofaktor	Gesundheitliche Risikofaktoren bezeichnen soziale, ökonomische, biologische oder psychische Merkmale, welche die Wahrscheinlichkeit negativer Gesundheitsauswirkungen erhöhen (Petermann u. Schmidt, 2006). Sie können somit zum Ausgangspunkt für Präventions-/Gesundheitsförderungsaktivitäten werden.
gesundheitliche Ungleichheit	Der Begriff gesundheitliche Ungleichheit bezieht sich auf den Zusammenhang zwischen Sozialstatus und Morbidität (Krankheitshäufigkeit) bzw. Mortalität (Sterberate) (Mielck, 2005). Es liegen eine Vielzahl an empirischen Befunden vor, die darauf hinweisen, »dass die meisten

Krankheiten und frühzeitigen Todesfälle umso häufiger vorkommen, je niedriger die Schicht ist, der Menschen angehören« (Hradil, 2006, S. 37), »dass die Personen mit niedrigem sozioökonomischen Status (d. h. niedriger Bildung, niedrigem beruflichen Status und/oder niedrigem Einkommen) zumeist einen besonders schlechten Gesundheitszustand aufweisen – dass sie kränker sind und früher sterben als Personen mit höherem sozioökonomischen Status« (Mielck, 2003, S. 13 f.; Mielck, 2005).

*gesundheits-
bezogene Lebens-
kompetenzen*

Gesundheitsbezogene Kompetenzen stellen Fähigkeiten dar, von denen theoretisch abgeleitet bzw. empirisch gesichert angenommen werden kann, dass sie einen positiven Einfluss auf verschiedene Gesundheitsparameter haben. Sie sind äußerst vielfältig und umfassen Sach-, Selbst-, Methoden- und Sozialkompetenzen wie Wissen, kognitive Fähigkeiten, Motivation und Kommunikation (BMG, 2010).

*gesundheitsbezo-
gene Programme*

Unter einem gesundheitsbezogenen Programm ist ein bereits erarbeitetes, erprobtes und dauerhaft verfügbares Konzept zu verstehen, welches über miteinander verbundene Aktivitäten und Maßnahmen der Verbesserung von Gesundheit dient. Im Gegensatz zum Projekt zeichnet sich ein Programm somit vor allem durch seine Regelhaftigkeit bzw. durch ein nicht fest definiertes Ende aus, wenngleich die Länge eines Durchgangs für die Nutzer in Abhängigkeit der Programmgestaltung durch eine fest definierte Anzahl von Sitzungen, Treffen etc. begrenzt sein kann. Zudem ist die Grundlagenentwicklung hier bereits abgeschlossen, obgleich das Programm jedoch kontinuierlich optimiert und weiterentwickelt werden sollte.

*Gesundheits-
förderung*

Gesundheitsförderung steht für einen komplexen, sozialen und politischen »Prozess; sie schließt nicht nur Handlungen und Aktivitäten ein, die auf die Stärkung der Kenntnisse und Fähigkeiten von Individuen gerichtet sind, sondern auch solche, die darauf abzielen, soziale, ökonomische sowie Umweltbedingungen derart zu verändern, dass diese positiv auf die individuelle und öffentliche Gesundheit wirken. Gesundheitsförderung ist ein Prozess, der Menschen darin befähigen soll, ihre Kontrolle über die Determinanten von Gesundheit zu erhöhen und dadurch ihre Gesundheit zu verbessern. Aktive Beteiligung (Partizipation) ist essenziell, um Gesundheitsförderungsaktivitäten zu erhalten« (WHO, 1998, S. 1).

*Gesundheitsför-
dernde Schule*

Der Settingansatz der Gesundheitsfördernden Schule unterscheidet sich von der traditionellen Gesundheitserziehung und so genannten »Life-Skills«-(Lebenskompetenzförderungs-) Ansätzen grundlegend dadurch, dass er intendiert, mittels eines gesundheitsbezogenen Schulentwicklungsprozesses Gesundheit zum Thema der ganzen Schule zu machen. Ihr primäres Ziel besteht entsprechend darin, das Setting Schule zu einem der Gesundheit aller beteiligten Personengruppen förderlichen Lern-, Arbeits- und Lebensraum zu entwickeln. Die Unterstützung von Schulen bei der Erfüllung ihres Bildungs- und Erziehungsauftrags bzw. der Steigerung ihrer Bildungs- und Erziehungsqualität lässt sich als eine intermediäre Zielsetzung dieses Ansatzes beschreiben (Paulus, 2003).

Gesundheits-interventionen	Der Begriff Gesundheitsinterventionen kann als Sammelbezeichnung für gesundheitswissenschaftlich begründete Maßnahmen mit Bezug auf individuelle Lebens- und Verhaltensweisen, organisationale Arbeitsabläufe und Strukturen sowie die Lebensbedingungen von Menschen verstanden werden. Die Bandbreite möglicher Interventionsformen ist dabei sehr heterogen und reicht von Einzelmaßnahmen über Klein- und Großprojekte bis zur Bildung von Netzwerken oder strategischen Initiativen und Allianzen zur Implementierung komplexer Programme (Witteriede, 2010).
Gesundheits-ressourcen	Gesundheitsressourcen im Sinne der Ottawa-Charta sind Gesundheitspotenziale von Menschen, die zu deren Gesunderhaltung und Förderung ihres Wohlbefindens beitragen können. Dabei lassen sich zwei zentrale Faktorenebenen unterscheiden: a) personale (interne) Ressourcen (z. B. Selbstbewertungen, körperliche und geistige Leistungsfähigkeit); b) soziale und ökologische (externe) Ressourcen (z. B. soziale Einbettung, situative Lebensbedingungen, Zugang zu Gesundheitsversorgung) (Franzkowiak, 2003a).
Gesundheits-verhalten	Gesundheitsverhalten meint jede Aktivität von Personen, die Einfluss auf deren Gesundheitszustand und Gesundheitserwartungen ausübt, unabhängig davon, ob sie dieses intendieren oder das Verhalten aktuell erkennbar in dieser Richtung wirkt oder nicht. Risiko- und Gesundheitsverhalten »sind oftmals in komplexen Verhaltensmustern zusammengeführt, welche als Lebensstil bezeichnet werden« (WHO, 1998, S. 16).
Grobziel	Grobziele differenzieren ein jeweiliges Richtziel (siehe unten) inhaltlich und lassen sich als Etappenziele beschreiben, die im Gesamtergebnis zur Richtzielerreichung führen. Sie weisen ein mittleres Abstraktionsniveau auf und bedürfen daher noch der weiterführenden Konkretisierung – siehe dazu Feinziele (vgl. Schilling, 2005).
gute gesunde Schule	Die gute gesunde Schule lässt sich definieren als »[…] eine Schule, die sich in ihrer Entwicklung klar den Qualitätsdimensionen der guten Schule verpflichtet hat und die bei der Verwirklichung ihres sich daraus ergebenen Erziehungs- und Bildungsauftrags gezielt Gesundheitsinterventionen einsetzt. Ziel ist die nachhaltig wirksame Steigerung der Erziehungs- und Bildungsqualität der Schule« (Paulus, 2003, S. 15).
Kontrollgruppe	Um die Wirksamkeit eines gesundheitsbezogenen Programms nachzuweisen, werden oftmals so genannte Fall-Kontroll-Gruppenvergleiche durchgeführt. Während die Fall- oder auch Interventionsgruppe am Programm teilnimmt, erhält die Kontrollgruppe kein Gesundheitsangebot. Sie dient somit der statistischen Kontrolle. Ist das Programm wirksam, sollten sich nach seiner Durchführung signifikante Unterschiede zwischen der Fall- und Kontrollgruppe feststellen lassen. Voraussetzung hierfür ist jedoch, dass sich die beiden Gruppen hinsichtlich grundlegender Merkmale (z. B. Alter, Geschlecht, Nationalität, sozialer Status) auch vergleichen lassen.
Monitoring	Monitoring meint die kontinuierliche oder periodische systematische Datenerfassung zur Überwachung von Prozessen und Ergebnissen eines Projekts, Programms etc. (quint-essenz, 2008, online).

Mortalität	Mortalität (Sterblichkeitsrate) bezeichnet die Anzahl an Todesfällen in einem definierten Zeitraum im Verhältnis zur Gesamtbevölkerung oder definierter Subpopulationen (Waller, 2007).
Multiplikatoren	In der Gesundheitsförderung lassen sich unter Multiplikatoren alle Personen und Gruppen fassen, die professionell oder ehrenamtlich mit Zielgruppen von Gesundheitsinterventionen arbeiten wie Lehrer, Sozialpädagogen, Ärzte. Besondere Bedeutung kommt in diesem Zusammenhang auch der Gruppe der Politiker zu. Sie können in besonderem Maße Verhältnisse bzw. Rahmenbedingungen beeinflussen und so Gesundheit substanziell fördern (Lehmann et al., 2007).
Nachhaltigkeit	Das Konzept der nachhaltigen Entwicklung steht für eine Entwicklung, »die die heutigen Bedürfnisse befriedigt, ohne die Möglichkeiten zukünftiger Generationen zu gefährden, ihre eigenen Bedürfnisse zu befriedigen (WCED 1987)« (WHO, 1998, S. 20). Auf Programmebene geht es darum, Angebote so zu konzipieren, strukturell zu verankern und finanziell abzusichern, dass diese dauerhaft durchgeführt werden können, ohne die vorhandenen Ressourcen zu erschöpfen.
Niedrigschwelligkeit	Niedrigschwelligkeit bedeutet, Menschen in deren Alltagswelt unkompliziert erreichbare Unterstützungen bzw. Hilfsleistungen anzubieten (d. h. unter Eliminierung bzw. Reduktion potenzieller Zugangsbarrieren) und/oder sie dort aktiv entsprechend aufzusuchen. Dieser Ansatz ist besonders bedeutsam für die Arbeit mit benachteiligten Personengruppen, da ihnen auf diesem Wege der Zugang zu förderlichen Angeboten und Hilfeleistungen erleichtert wird (Lehmann et al., 2007).
Partizipation	Partizipation im Kontext von Gesundheitsförderung meint die aktive Einbeziehung von Menschen in Planungs- und Entscheidungsprozessen. Je nach Ausmaß lässt sich hierbei zwischen verschiedenen Partizipationsstufen unterscheiden, welche von der ausschließlichen Informationsgabe bis zur aktiven Entscheidungsmacht reichen (Wright et al., 2009). Das Erleben von Partizipation kann das Bewusstsein stärken, die eigenen Lebensbedingungen gestaltend beeinflussen zu können und dazu führen, dass sich das Kompetenzerleben verbessert.
Prävalenz	Häufigkeit einer Krankheit: Anzahl aller in einer Bevölkerungsgruppe und in einer definierten Zeitspanne an einer Krankheit Erkrankten (Waller, 2007).
Prävention/Krankheitsprävention	Gleichwohl die Begriffe Prävention und Gesundheitsförderung oftmals gemeinsam oder auch synonym benutzt werden und sich Inhalte und Strategien in der Praxis häufig überschneiden, wird je nach Eingriffszeitpunkt, Zielsetzung und Zielgruppe unterschieden zwischen (Hurrelmann u. Laaser, 2006): a) primärer, b) sekundärer, c) tertiärer Prävention und d) der Gesundheitsförderung, die im Gegensatz zur Krankheitsprävention nicht risiko- und defizitgeleitet, sondern ressourcenorientiert einsetzt und Verhaltensweisen und Lebensverhältnisse von Menschen positiv in Richtung von mehr Gesundheit und Wohlbefinden zu beeinflussen sucht.

psychische Gesundheit	Wie für den Gesundheitsbegriff allgemein lassen sich auch für den Begriff der psychischen Gesundheit krankheits- und gesundheitsorientierte Sichtweisen unterscheiden, wobei Ersteres auf psychische Krankheiten und Störungen sowie deren Vermeidung und Letzteres auf psychische Stärken und Ressourcen und deren Ausbau fokussiert. Vorliegend wird psychische Gesundheit in Anlehnung an die WHO (2007) positiv definiert als »ein Zustand des Wohlbefindens, in dem der Einzelne seine Fähigkeiten ausschöpfen, die normalen Lebensbelastungen bewältigen, produktiv und fruchtbar arbeiten kann und imstande ist, etwas zu seiner Gemeinschaft beizutragen« (Übersetzung der Autoren).
psychosomatische Beschwerden	Psychosomatische Beschwerden sind körperliche Beschwerden (z. B. Kopfschmerzen, Magen- und Darmbeschwerden), deren Ursachen weniger organischen Ursprungs sind, sondern vielmehr durch psychische Belastungen hervorgerufen werden (Oatis, 2002).
Qualitätsindikator	Unter Qualitätsindikatoren werden spezifische Standards oder auch Mess- und Bewertungsgrößen verstanden, die entsprechend ihrer Ausprägung auf eine mehr oder weniger gute Qualität schließen lassen. Im Q^GPS-Verfahren lässt sich mit Hilfe der Qualitätsindikatoren überprüfen, in welchem Ausmaß die einzelnen Qualitätsmerkmale erfüllt sind.
Qualitätsmerkmal	Ein Qualitätsmerkmal beschreibt eine spezifische und messbare Größe, deren Ergebnis auf eine positive oder negative Qualitätsausprägung hinweist (Ader et al., 2001). Ein Qualitätsmerkmal erlaubt somit die Bewertung eines komplexen Sachverhalts, der selbst nicht direkt gemessen werden kann.
Qualitätssystem Schule	Schulische Qualitätssysteme fassen die zentralen Arbeits- und Strukturebenen von Schulen zu Qualitätsbereichen zusammen, die sie zunächst in Qualitätsdimensionen bzw. Qualitätsmerkmale differenzieren und sodann in Kriterien/Indikatoren bzw. Teilmerkmale weiterführend operationalisieren. Damit wird den Schulen ein Instrumentarium an die Hand gegeben, mit dem diese einen systematischen und selbst gesteuerten Verbesserungsprozess einleiten, überprüfen und verstetigen können (siehe z. B. Niedersächsisches Kultusministerium, 2006; Ministerium für Schule und Weiterbildung des Landes NRW, 2006; Institut für Qualitätsentwicklung – Hessisches Kultusministerium, 2007).
Resilienz	Resilienz (Widerstandsfähigkeit) bezeichnet die Fähigkeit von Individuen, vorhandene Belastungen erfolgreich und produktiv zu bewältigen bzw. trotz widriger Lebensumstände Bewältigungskompetenzen entwickeln zu können (Scheithauer u. Petermann, 1999).
Richtziel	Ein Richtziel gibt das übergreifende Leitziel, zum Beispiel eines Programms, einer Projektarbeit an. Es weist ein hohes Abstraktionsniveau auf und bedarf zu seiner Umsetzung der Konkretisierung über Grobziele und Feinziele (vgl. Schilling, 2005).
Salutogenese	Das Modell der Salutogenese von Aaron Antonovsky begreift Krankheit und Gesundheit als Einheit eines Kontinuums mit fließenden Übergängen und fragt zentral nach den Faktoren, die dazu beitragen können,

dass Menschen trotz allgegenwärtiger Belastungen gesund bleiben. Eine erste Antwort bilden die so genannten generalisierten Widerstands-ressourcen, welche sich in a) psychosoziale (Wissen, Bewältigungsstra-tegien, soziale Unterstützung etc.) und b) genetisch-konstitutionelle Ressourcen differenzieren lassen. Das zweite Kernstück stellt das Kohä-renzgefühl dar, das eine allgemeine Grundeinstellung von Menschen gegenüber der Welt und ihrem Leben beschreibt (Antonovsky, 1997).

Schulabsentismus   Eine allgemeingültige Definition von Schulabsentismus kann aufgrund der Komplexität und der dadurch bedingten Vielzahl unterschiedlicher Bestimmungsversuche des Phänomens derzeit nicht gegeben werden. Weitestgehende Einigkeit besteht aber darin, dass hiermit Schülerinnen und Schüler beschrieben werden, die sich »in verschiedenem Ausmaß und auf unterschiedliche Weise dem Unterricht oder der Schule entzie-hen« (Mau et al., 2007). Ferner ist Schulabsentismus mit negativen Kon-sequenzen für den Betroffenen verbunden (z. B. schulischer Misserfolg, sozialer Ausschluss). Typische Formen stellen das Schulschwänzen, die Schulverweigerung sowie das Zurückhalten (z. B. durch Eltern) dar.

Schulentwicklung   Unter Schulentwicklung lässt sich im Wesentlichen eine systematische und zielorientierte Entwicklung von Einzelschulen verstehen. Im Gegen-satz zu einer zeitlich begrenzten Einzelaktivität handelt es sich hierbei um einen systematischen und kontinuierlichen Prozess, welcher auf die Qualitätsverbesserung der Schule abzielt. Hierbei lassen sich drei grund-legende Verfahrensweisen differenzieren: Organisationsentwicklung (OE), Unterrichtsentwicklung (UE) sowie Personalentwicklung (PE) (Holtappels, 2009).

Schul- und   Das Schul- und Klassenklima lässt sich allgemein als die von den ver-
Klassenklima   schiedenen Personengruppen in Schulen wahrgenommene Quali-tät ihrer Lern- und Arbeitsumwelt verstehen (Hissnauer, 2010; Satow, 2001). Es spiegelt sich dabei vor allem in der wahrgenommen Qualität a) des erzieherischen Verhältnisses zwischen Lehrkräften und Schülern, b) dem Verhältnis zwischen Schülerinnen und Schülern sowie c) den erzieherisch bedeutsamen kollektiven Einstellungen und Verhaltens-bereitschaften der Lehrkräfte wie der Schülerinnen und Schüler wider. Während sich das Klassenklima auf die von Lehrkräften und Schü-lern wahrgenommene Qualität der sozialen Lernumwelt im Unterricht bezieht, fokussiert das Schulklima auf die wahrgenommene Qualität der gesamten Schulumwelt.

Schulleitbild   Das Schulleitbild lässt sich als eine Selbstbeschreibung der übergeordne-ten schulischen Ziele verstehen. Dabei werden die Grundhaltungen der Schule sowie auch die Visionen, im Rahmen derer sich die Schule ent-wickeln möchte, klar festgelegt und im Sinne einer Corporate Identity möglichst eingängig nach außen kommuniziert.

Schulprogramm   Das Schulprogramm lässt sich als »Regiebuch« (Berliner LISUM, 2003, S. 6) bzw. als »Leitlinie« (Niedersächsisches Kultusministerium, 1998, S. 9) der Einzelschule charakterisieren, in dem diese ihre prinzipielle Ausrich-tung (pädagogisches Selbstverständnis, Ziele, inhaltlich-methodischorganisatorische Schwerpunkte etc.) und Ist-Situation darstellt sowie ihre Pläne und Maßnahmen zur systematischen Realisierung (Arbeitsprogramm), Entwicklung und Überprüfung (Evaluation) ihrer Arbeit verbindlich fixiert (Niedersächsisches Kultusministerium, 1998; Berliner LISUM, 2003).

Setting/
Settingansatz

Settings lassen sich als abgrenzbare, relativ dauerhafte Sozialräume beschreiben, in denen Menschen mit gleichen bzw. weitgehend ähnlichen Lebenslagen (z. B. Schüler, Rentner, Menschen mit Behinderungen, Werkspersonal) leben, lernen und/oder arbeiten. Sie sind in der Regel gekennzeichnet durch hohe formale Organisationsgrade von Lebens-, Lern-, Arbeitsabläufen (z. B. Kindertagesstätte, Schule, Betriebe) und/oder spezifische regionale Situationsmerkmale (z. B. ländliche Kommunen, städtische Quartiere, soziale Brennpunktbezirke). »Der Settingansatz fokussiert« diese spezifischen Lebenswelten »von Menschen und damit die Rahmenbedingungen, unter denen Menschen leben, lernen, arbeiten und konsumieren«, mit dem Ziel, in diesen Potenziale für die Unterstützung von Gesundheitsressourcen systematisch zu fördern, von diesen ausgehende Gesundheitsbelastungen zu reduzieren und Gesundheitsrisiken vorzubeugen. »Dabei wird der Erkenntnis Rechnung getragen, dass Gesundheitsprobleme einer Bevölkerungsgruppe das Resultat einer wechselseitigen Beziehung zwischen ökonomischer, sozialer und organisatorischer Umwelt und persönlicher Lebensweise sind« (Rosenbrock u. Hartung, 2011, S. 497).

SMART

Ziele sind SMART, wenn sie möglichst: a) *s*pezifisch, das heißt klar definiert sind; b) *m*essbar, das heißt hinsichtlich der Zielerreichung überprüfbar formuliert sind; c) *a*ttraktiv/akzeptiert, das heißt einen hinreichenden Nutzen versprechend sind/in einer Arbeitsgruppe, den relevanten Gremien einer Organisation (z. B. Schule) auf Basis einer Konsensbildung formuliert sind; d) *r*ealistisch, das heißt, mit den verfügbaren Ressourcen auch höchstwahrscheinlich erreichbar sind; e) *t*erminiert, das heißt hinsichtlich ihrer Realisierung auf einen eindeutigen Zeitpunkt bezogen sind.

Social Franchise

Social Franchising bezeichnet die »angepasste Anwendung von Techniken und Methoden des kommerziellen Franchising auf Projekte im Non-Profit-Bereich, um ein gemeinnütziges Ziel zu erreichen« (Ahlert et al., 2008, S. 23). Wie im kommerziellen Franchise beruht das Social Franchise auf einem praxiserprobten Konzept, das anschließend von mehreren Franchisenehmern unter begrenzter Anpassung und auf Grundlage festgelegter Richtlinien andernorts repliziert wird.

sozialer Status

Allgemein bezieht sich der Terminus sozialer Status auf die Position einer Person innerhalb der Sozialstruktur einer Gesellschaft. Sie ist wesentlich durch drei hoch bewertete Güter bestimmt: Einkommen/Vermögen, Berufsstand, Bildungsniveau. Diese bilden zugleich drei wichtige Dimensionen sozialer Ungleichheit und der daran anschließenden gesundheitlichen Ungleichheitsforschung ab. Begrifflich wird dabei zumeist mit Rangordnungskategorien wie Unterschicht, Mittelschicht,

Oberschicht oder niedrigem, mittlerem, hohem sozioökonomischen Status operiert (siehe ▸ gesundheitliche Ungleichheit).

Steuerungsgruppe
Gesundheit

Steuerungsgruppen (auch Koordinierungs- und Planungsgruppe genannt) sind innerhalb von Schulentwicklungsprozessen für die zentrale Koordination der Programmarbeit und prozessuale Entwicklung der ihr zugrunde liegenden Konzeption verantwortlich. Eine Steuerungsgruppe besteht in der Regel aus fünf bis sieben Personen. Die Mitglieder kommen unter anderem aus der Schulleitung, dem Lehrerkollegium, der Eltern- und Schülerschaft. Ihr Aufgabenspektrum umfasst nach Sieland (2006, S. 105) »gemeinsame Diagnosen/Bestandsanalysen und Evaluation, die Entwicklung eines Schulprogramms/Masterplans, die Aufstellung eines Umsetzungsplans, die Etablierung von Teamstrukturen, die Verbesserung der Kollegiumskultur und des Informationsflusses, den Aufbau eines Qualitätsmanagements«.

verhaltensbezogene
Maßnahmen

Verhaltensbezogene Maßnahmen beziehen sich auf alle gesundheitsrelevanten Verhaltensweisen von Menschen, zum Beispiel Ernährungsverhalten, Substanzmittelkonsum (illegale Drogen, Medikamente, Alkohol, Nikotin), Umgang mit Stress.

verhältnisbezogene
Maßnahmen

Verhältnisbezogene Maßnahmen beziehen sich auf alle gesundheitsrelevanten Rahmenbedingungen im Alltagsleben von Menschen, zum Beispiel Qualität von Trinkwasser, Nahrung, Luft; Lern-, Arbeits- und Wohnbedingungen; soziale Lage und Integrationsstatus; Zugangsstrukturen zu gesundheitlicher Versorgung; allgemeine politische Bedingungen. Beide Aspekte können sich in positiver bzw. negativer Ausprägung förderlich bzw. schädigend auf die Gesundheit auswirken. Zudem stehen sie in wechselseitigem Bezug: Menschen können durch ihr Verhalten ihre Lebensverhältnisse ändern, zugleich beeinflussen ihre Lebensverhältnisse ihr Verhalten (Witteriede, 2010).

Vorher-Nachher-
Vergleich

Für den Nachweis der Wirksamkeit eines gesundheitsbezogenen Programms wird in der Evaluationsforschung meist auf so genannte Vorher-Nachher-Vergleiche zurückgegriffen. Hierfür werden die Programmteilnehmer vor und nach der Programmdurchführung bezüglich verschiedener Aspekte, auf die das Programm Einfluss nehmen will (z. B. Wissen, Verhalten), untersucht. Treten im Vorher-Nachher-Vergleich signifikante Unterschiede im Sinne der Programmintention auf (z. B. verbessertes Ernährungswissen), so kann dies als Indiz für die Wirksamkeit des Programms interpretiert werden. Da die Unterschiede jedoch auch auf andere Ursachen zurückgeführt werden können (z. B. verbesserten Unterricht infolge einer neuen Schulleitung, zeitgleich stattfindende Gesundheitsaktionen in der Region), werden in der Evaluationsforschung neben der Interventionsgruppe ebenfalls so genannte Kontrollgruppen berücksichtigt, die nicht am Programm teilnehmen. Zeigen sich signifikante Unterschiede im Vorher-Nachher-Vergleich zwischen der Interventions- und Kontrollgruppe, so steigt hiermit die Aussagekraft der Evaluationsbefunde.

Widerstands-ressourcen	Widerstandsressourcen nehmen in Antonovskys Konzept der Salutogenese eine zentrale Bedeutung dafür ein, warum sich Menschen in Richtung des gesunden und kranken Pols bewegen. Er versteht hierunter »jedes Merkmal einer Person, Gruppe oder Umwelt, das eine wirksame Spannungsbewältigung erleichtern kann« (1997, S. 99). Widerstandsressourcen entfalten ihre Wirkung somit erst im Umgang mit Stressoren, wobei sie hier als unspezifisch verstanden werden, das heißt als Ressourcen, die in verschiedensten Belastungssituationen wirksam werden können, »im Gegensatz zu spezifischen Widerstandsressourcen, die nur in bestimmten Situationen benötigt werden« (Faltermaier, 2005, S. 157).
Zielgruppen/Adressaten	Zielgruppen von Gesundheitsinterventionen sind ausgewählte Personengruppen (z. B. Schüler, Lehrkräfte), die mit einer spezifischen Zielsetzung erreicht werden sollen. Es kann aber auch eine Einrichtung/Organisation (z. B. Schule, Betrieb, Krankenhaus) in ihrer Gesamtheit zum Zielgegenstand werden. Einzelne Personen, zum Beispiel Lehrkräfte in Schulen, können auch zu Adressaten einer Intervention werden, durch deren nachfolgende Einwirkung Einstellungen und Verhalten der Zielgruppe, hier der Schülerinnen und Schüler, gesundheitsdienlich beeinflusst werden sollen (Lehmann u. Sabo, 2003).

11 Literatur

Aaro, A. A., van den Broucke, S., Räty, S. (2005). Toward European consensus tools for reviewing the evidence and enhancing the quality of health promotion practice. *Promotion & Education, Suppl. 1,* 10–14.

Ackermann, G., Studer, H., Ruckstuhl, B. (2009). quint-essenz: Ein Instrument zur Qualitätsentwicklung in Gesundheitsförderung und Prävention. In P. Kolip, V. Müller (Hrsg.), *Qualität von Gesundheitsförderung und Prävention* (S. 137–156). Bern: Verlag Hans Huber.

Ader, M., Berensson, K., Carlsson, P., Granath, M., Urwitz, V. (2001). Quality indicators for health promotion programmes. *Health Promotion International, 16,* 187–195.

Ahlert, D., Ahlert, M., Duong Dinh, H. V., Fleisch, H., Heußler, T., Kilee, N., Meuter, J. (2008). *Social Franchising. Eine Methode zur systematischen Vervielfältigung gemeinnütziger Konzepte.* Berlin: Bundesverband gemeinnütziger Stiftungen.

Altman, D. G. (1991). *Practical Statistics for Medical Research.* Boca Raton: Chapman & Hall.

Antonovsky, A. (1997). *Salutogenese. Zur Entmystifizierung der Gesundheit.* Tübingen: dgvt.

Antons, K. (2011). *Praxis der Gruppendynamik: Übungen und Techniken (9. Aufl.).* Göttingen: Hogrefe.

Barry, M. M., Domitrovich, C., Lara, M. A. (2005). The implementation of mental health promotion programmes. *Promotion & Education, Suppl. 2,* 30–36.

Basch, C. E. (2011). Healthier students are better learners: A missing link in school reforms to close the achievement gap. *Journal of School Health, 81,* 593–598.

Bauer, U. (2005). *Das Präventionsdilemma. Potentiale schulischer Kompetenzförderung im Spiegel sozialer Polarisierung.* Wiesbaden: VS Verlag.

Berliner Landesinstitut für Schule und Medien (LISUM) (Hrsg.) (2003). *Stationen auf dem Weg der Schulprogrammentwicklung. Erfahrungen aus dem Pilotprojekt »Schulprogrammentwicklung und Evaluation«.* Verfügbar unter: http://tinyurl.com/cj9gmkf, Zugriff am 21.02.2013.

Bettge, S., Ravens-Sieberer, U. (2003). Schutzfaktoren für die psychische Gesundheit von Kindern und Jugendlichen – empirische Ergebnisse zur Validierung eines Konzepts. *Das Gesundheitswesen, 65,* 167–172.

Bilz, L. (2008). *Schule und psychische Gesundheit. Risikobedingungen für emotionale Auffälligkeiten von Schülerinnen und Schülern.* Wiesbaden: VS Verlag.

BKK (1999). *Qualitätskriterien für die betriebliche Gesundheitsförderung.* Essen: BKK Bundesverband.

Blättner, B., Waller, H. (2012). *Gesundheitswissenschaft – Eine Einführung in Grundlagen, Theorie und Anwendung (5., vollständig überarb. und erw. Aufl.).* Stuttgart: Kohlhammer.

BMG (Hrsg.) (2010). *Nationales Gesundheitsziel Gesund aufwachsen: Lebenskompetenz, Bewegung, Ernährung.* Berlin: BMG.

Boban, I., Hinz, A. (Hrsg.) (2003). *Index für Inklusion. Lernen und Teilhabe in Schulen der Vielfalt entwickeln.* Halle (Saale): Martin-Luther-Universität.

Bödeker, W. (2007). Evidenzbasierung in Gesundheitsförderung und Prävention. Der Wunsch nach Legitimation und das Problem der Nachweisstrenge. *Prävention extra, 3/2007.*

Bollars, C., Kok, H., van den Broucke, S., Molleman, G. (2005). *European Quality Instrument for Health Promotion. User Manual.* Verfügbar unter: http://tiny.cc/khoak, Zugriff am 21.02.2013.

Brägger, G., Posse, N. (Hrsg.) (2007). *Instrumente für die Qualitätsentwicklung und Evaluation in Schulen (IQES): wie Schulen durch eine integrierte Gesundheits- und Qualitätsförderung besser werden können.* Bern: h.e.p.

Bühler, A., Heppekausen, K. (2005). *Gesundheitsförderung durch Lebenskompetenzprogramme in Deutschland. Grundlagen und kommentierte Übersicht.* Köln: BZgA.

Bührlen-Armstrong, B., Bengel, J. (1993). Qualitätsstandards in Prävention und Gesundheitsförderung. Nationale und internationale Erfahrungen. *Prävention, 20,* 42–46.

Bundesvereinigung Prävention und Gesundheitsförderung (BVPG) (2011). *Dokumentation der Statuskonferenz 2011 »Qualitätsentwicklung in Prävention und Gesundheitsförderung«.* Bonn: BVPG.

BZgA (2005). *Qualitätskriterien für Programme zur Prävention und Therapie von Übergewicht und Adipositas bei Kindern und Jugendlichen.* Köln: BZgA.

BZgA (2010). *Kriterien guter Praxis in der Gesundheitsförderung bei sozial Benachteiligten. Ansatz – Beispiele – Weiterführende Informationen (4. Aufl.).* Köln: BZgA.

BZgA (2012). *Leitfaden Qualitätskriterien für Planung, Umsetzung und Bewertung von gesundheitsfördernden Maßnahmen mit Fokus auf Bewegung, Ernährung und Umgang mit Stress.* Köln: BZgA.

Catalano, R. F., Berglund, M. L., Ryan, J. A. M., Lonczak, H. S., Hawkins, J. D. (2004). Positive youth development in the United States: Research findings on evaluations of positive youth development programs. *ANNALS, AAPSS, 591,* 98–124.

Casutt, C., Litke, H.-D. (2005). *Projekt oder geht es auch einfacher? In H.-D. Litke (Hrsg.), Projektmanagement. Handbuch für die Praxis* (S. 3–54). München und Wien: Hanser.

Christiansen, G. (1999). *Evaluation – Ein Instrument zur Qualitätssicherung in der Gesundheitsförderung.* Köln: BZgA.

Cohen, J. (1960). A coefficient of agreement for nominal scales. *Educational and Psychological Measurement, 20,* 1, 37–46.

Crosnoe, R. (2007). Gender, obesity, and education. *Sociology of Education, 80,* 241–260.

Dadaczynski, K. (2012a). Stand der Forschung zum Zusammenhang von Gesundheit und Bildung. Überblick und Implikationen für die schulische Gesundheitsförderung. *Zeitschrift für Gesundheitspsychologie, 20,* 3, 141–153.

Dadaczynski, K. (2012b). Die Rolle der Schulleitung in der guten gesunden Schule. In DAK-Gesundheit & Unfallkasse NRW (Hrsg.), *Handbuch Lehrergesundheit – Impulse für die Entwicklung guter gesunder Schulen* (S. 197–228). Köln: Carl Link.

Dadaczynski, K., Paulus, P., Boye, J. (2011). Mit psychischer Gesundheit zur guten Ganztagsschule. In S. Appel, U. Rother (Hrsg.), *Jahrbuch Ganztagsschule 2012. Schulatmosphäre – Lernlandschaft – Lernwelt* (S. 100–110). Schwalbach/Ts.: Wochenschau Verlag.

Dadaczynski, K., Paulus, P., de Vries, N., de Ruiter, S., Buijs, G. (2010). *HEPS inventory tool. An inventory tool including quality assessment of school interventions on healthy eating and physical activity.* Woerden: NIGZ.

Dadaczynski, K., Witteriede, H. (2011). Qualitätsentwicklung in der schulischen Gesundheitsförderung und Prävention. *Prävention, 34,* 125–128.

Daniels, Y. D. (2008). Examining attendence, academic performance, and behavior in obese adolescents. *Journal of School Nurses, 24,* 379–387.

Datar, A., Sturm, R., Magnabosco, J. (2004). Childhood overweight and academic performance: National study of kindergartners and first-graders. *Obesity Research, 12,* 58–68.

Dodge, K. A., Crick, N. R. (1990). Social information-processing biases of aggressive behavior in children. *Personality and Social Psychology Bulletin, 16,* 8–22.

Donebedian, A. (2003). *An introduction to quality assurance in health care.* New York: Oxford University Press.

Dür, W. (2008). *Gesundheitsförderung in der Schule. Empowerment als systemtheoretisches Konzept und seine empirische Umsetzung.* Bern: Hans Huber.

Durlak, J. A., DuPre, E. P. (2008). Implementation matters: A review of research on the influence of implementation on program outcomes and the factors affecting implementation. *American Journal of Community Psychology, 41,* 327–350.

Durlak, J. A., Weissberg, R. P. (2007). *The impact of after-school programs that promote personal and social skills.* Chicago, IL: Collaborative for Academic, Social, and Emotional Learning.

Dusenbury, L., Brannigan, R., Hansen, W. B., Walsh, J., Falco, M. (2005). Quality of implementation: developing measures crucial to understanding the diffusion of preventive interventions. *Health Education Research, 20,* 308–3013.

Eccles, J. S., Midgley, C., Wigfield, A., Buchanan, C. M., Reuman, D., Flanagan, C., MacIver, D. (1993). Development suring adolescence. The impact of stage-environment fit on young adolescents' experiences in schools and families. *American Psychologist, 48,* 90–101.

Eichhorn, C., Loss, J., Nagel, E. (2007). Erfüllen Ernährungsinterventionen für Kinder und Jugendliche in Deutschland Qualitätskriterien für Projektdesign und Evaluation? Ergebnisse einer Befragung von Institutionen auf Landes- und regionaler Ebene. *Das Gesundheitswesen, 69,* 612–620.

Elliot, D. S., Mihalic, S. (2004). Issues on implementing and replicating effective preventive programs. *Prevention Science, 5,* 47–53.

Eschenbeck, H., Kohlmann, C.-W., Dudey, S., Schürholz, T. (2009). Physician-diagnosed obesity in German 6- to 14-year-olds: Prevalence and comorbidity of internalizing disorders, externalizing disorders, and sleep disorders. *Obesity Facts, 2,* 67–73.

Fagan, A. A., Mihalic, S. (2003). Strategies for enhancing the adoption of school-based prevention programs: Lessons learned from the blueprints for violence prevention replications of the life skills training program. *Journal of Community Psychology, 31,* 235–253.

Faltermaier, T. (2005). *Gesundheitspsychologie.* Stuttgart: Kohlhammer.

Fleiss, J. L., Cohen, J. (1973). The equivalence of weighted kappa and the intraclass correlation coefficient as measures of reliability. *Educational and Psychological Measurement, 33,* 613–619.

Franke, A. (2006). *Modelle von Gesundheit und Krankheit.* Bern: Huber.

Franzkowiak, P. (2003a). Protektivfaktoren/Schutzfaktoren. In BZgA (2003) (Hrsg.), *Leitbegriffe der Gesundheitsförderung. Glossar zu Konzepten, Strategien und Methoden der Gesundheitsförderung* (4. Aufl., S. 189–190). Schwabenheim a. d. Selz: Peter Sabo.

Franzkowiak, P. (2003b). Risikofaktoren. In BZgA (2003) (Hrsg.), *Leitbegriffe der Gesundheitsförderung. Glossar zu Konzepten, Strategien und Methoden der Gesundheitsförderung* (4. Aufl., S. 195–198). Schwabenheim a. d. Selz: Peter Sabo.

Freitag, M. (1998). *Was ist eine gesunde Schule? Einflüsse des Schulklimas auf Schüler- und Lehrergesundheit.* Weinheim: Juventa.

GEP, NIGZ, VIG (2005). *European Quality Instrument for Health Promotion (EQUIPH).* Verfügbar unter: http://tinyurl.com/2frt95d, Zugriff am 21.02.2013.

Gottfredson, D. C., Gottfredson, G. D. (2002). Quality of school-based prevention programs: Results from a national survey. *Journal of Research in Crime and Delinquency, 39,* 3–35.

Gray, G., Young, I., Barnekow, V. (2006). *Developing a health-promoting school. A practical resource for developing effective partnerships in school health, based on the experience of the European Network of Health Promoting Schools.* Verfügbar unter: http://tinyurl.com/cu8okd6, Zugriff am 21.02.2013.

Greenberg, M. T. (2010). School-based prevention: current status and future challenges. *Effective Education, 2,* 27–52.

Greenberg, M. T., Domitrovich, C., Bumbarger, B. (2001). The Prevention of mental disorders in school-aged children: Current state of the field. *Prevention & Treatment, 4,* 1–58.

Griebler, R., Dür, W., Kremser, W. (2009). Schulqualität, Schulerfolg und Gesundheit. Ergebnisse aus der österreichischen »Health Behaviour in School-Aged Children«-Studie. *ÖZS, 2*, 79–88.

Groeger-Roth, F., Hasenpusch, B. (2011). *CTC PROGRAMM – DATENBANK. Auswahl- und Bewertungskriterien* (hrsg. vom Landespräventionsrat Niedersachsen). Verfügbar unter: http://tinyurl.com/cd3r4 mg, Zugriff am 21.02.2013.

Han, S. S., Weiss, B. (2005). Sustainability of teacher implementation of school-based mental health programs. *Journal of Abnormal Child Psychology, 33*, 665–679.

Hascher, T. (2004). *Wohlbefinden in der Schule.* Münster: Waxmann.

Helou, A., Schwartz, F. W., Ollenschläger, G. (2002). Qualitätsmanagement und Qualitätssicherung in Deutschland. *Bundesgesundheitsblatt, 45*, 205–214.

Hissnauer, W. (2010). *Gutes Klima in der Schule: Subjektive Qualität und objektives Erfordernis.* Mainz: Institut für Lehrerfort- und Weiterbildung.

Holler-Nowitzki, B. (1994). *Psychosomatische Beschwerden im Jugendalter. Schulische Belastungen, Zukunftsangst und Streßreaktionen.* Weinheim: Juventa.

Holtappels, H. G. (2009). Unterrichtsentwicklung und Schulentwicklung. In S. Blömeke, T. Bohl, L. Haag, G. Lang-Wojtasik, W. Sacher (Hrsg.), *Handbuch Schule* (S. 588–596). Bad Heilbrunn: Klinkhardt.

Holtappels, H. G., Kamski, I., Schnetzer, T. (2009). Qualitätsrahmen für Ganztagsschulen. In I. Kamski, H. G. Holtappels, T. Schnetzer (Hrsg.), *Qualität von Ganztagsschule. Konzepte und Orientierungen für die Praxis* (S. 61–88). Münster: Waxmann.

Hradil, S. (2006). Was prägt das Krankheitsrisiko: Schicht, Lage, Lebensstil? In M. Richter, K. Hurrelmann (Hrsg.), *Gesundheitliche Ungleichheit. Grundlagen, Probleme, Perspektiven* (S. 33–52). Wiesbaden: VS Verlag für Sozialwissenschaften.

Hurrelmann, K., Laaser, U. (2006). Gesundheitsförderung und Krankheitsprävention. In K. Hurrelmann, U. Laaser, O. Razum (Hrsg.), *Handbuch Gesundheitswissenschaften* (4. Aufl., S. 749–780). Weinheim: Juventa.

Institut für Qualitätsentwicklung (IQ) – Hessisches Kultusministerium (2007). *Hessischer Referenzrahmen Schulqualität (HRS).* Verfügbar unter: http://tinyurl.com/3xydp5z, Zugriff am 21.02.2013.

Judge, S., Jahns, L. (2007). Association of overweight with academic performance and social and behavioral problems: An update from the early childhood longitudinal study. *Journal of School Health, 77*, 672–678.

Kahan, B., Goodstadt, M. (1999). Continuous quality improvement and health promotion: can CQI lead to better outcomes? *Health Promotion International, 14*, 83–91.

Kaluza, G., Lohaus, A. (2006). Psychologische Gesundheitsförderung im Kindes- und Jugendalter: Eine Sammlung empirisch evaluierter Interventionsprogramme. *Zeitschrift für Gesundheitspsychologie, 14*, 119–134.

Kam, C.-M., Greenberg, M. T., Walls, C. T. (2003). Examining the role of implementation quality in school-based prevention using the PATHS Curriculum. *Prevention Sciences, 4*, 55–63.

Kilian, H., Brandes, S., Lehmann, F. (2009). Der Good-Practice-Ansatz des Kooperationsverbundes »Gesundheitsförderung bei sozial Benachteiligten«. In P. Kolip, V. Müller (Hrsg.), *Qualität von Gesundheitsförderung und Prävention* (S. 97–113). Bern: Hans Huber.

Klemm, K. (2010). *Gemeinsam lernen. Inklusion leben. Status Quo und Herausforderungen inklusiver Bildung in Deutschland.* Gütersloh: Bertelsmann.

Kliche, T., Elsholz, A., Escher, C., Weitkamp, K., Töppich, H., Koch, U. (2009). Anforderungen an Qualitätssicherungsverfahren für Prävention und Gesundheitsförderung. Eine Expertenbefragung. *Prävention & Gesundheitsförderung, 4*, 251–258.

Kliche, T., Hart, D., Kiehl, U., Wemhöner, M., Koch, U. (2010). (Wie) wirkt gesundheitsfördernde Schule? Effekte des Kooperationsprojekts »gesund leben lernen«. *Prävention und Gesundheitsförderung, 5*, 377–388.

Kliche, T., Töppich, J., Kawski, S., Koch, U., Lehmann, H. (2004). Die Beurteilung der Struktur-, Konzept- und Prozessqualität von Prävention und Gesundheitsförderung. Anforderungen und Lösungen. *Bundesgesundheitsblatt, 47,* 125–132.

Klieme, E., Avenarius, H., Blum, W., Döbrich, P., Gruber, H., Prenzel, M., Reiss, K., Riquarts, K., Rost, J., Tenorth, H.-E., Vollmer, H. J. (2009). *Zur Entwicklung nationaler Bildungsstandards. Eine Expertise.* Bonn u. Berlin: Bundesministerium für Bildung und Forschung.

Kolip, P. (2006). Evaluation, Evidenzbasierung und Qualitätsentwicklung. Zentrale Herausforderungen für Prävention und Gesundheitsförderung. *Prävention und Gesundheitsförderung, 1,* 234–239.

Kolip, P., Ackermann, G., Ruckstuhl, B., Studer, H. (2012). *Gesundheitsförderung mit System. Quintessenz – Qualitätsentwicklung in Projekten der Gesundheitsförderung und Prävention.* Bern: Hans Huber.

Kolip, P., Müller, V. E. (Hrsg.) (2009). *Qualität von Gesundheitsförderung und Prävention.* Bern: Hans Huber.

Krampen, G. (1986). Zur Verarbeitung schlechter Schulnoten bei Schülern. *Praxis der Kinderpsychologie und Kinderpsychiatrie, 35,* 200–206.

Kraus, D., Duprée, T., Bölcskei, P. L. (2003). Eltern als Partner in der schulischen Gesundheitsförderung und Suchtvorbeugung: Eine empirische Studie am Beispiel Klasse2000. *Das Gesundheitswesen, 65,* 371–377.

Landis, J. R., Koch, G. G. (1977). The measurement of observer agreement for categorical data. *Biometrics, 33,* pp. 159–174.

Lehmann, F., Geene, R., Kaba-Schönstein, L., Brandes, S., Köster, M., Kilian, H., Steinkühler, J., Bartsch, G., Linden, S. (2007). *Kriterien guter Praxis in der Gesundheitsförderung bei sozial Benachteiligten. Ansatz – Beispiele – Weiterführende Informationen.* Reihe Gesundheitsförderung Konkret, Bd. 5 (3. Aufl.). Köln: BZgA.

Lehmann, M., Sabo, P. (2003). Zielgruppen/Adressaten. In BZgA (Hrsg.), *Leitbegriffe der Gesundheitsförderung. Glossar zu Konzepten, Strategien und Methoden der Gesundheitsförderung* (4. Aufl., S. 242–243). Schwabenheim a. d. Selz: Peter Sabo.

Lehmann, H., Töppich, J. (2002). Qualitätssicherung in der Gesundheitsförderung und Prävention. *Bundesgesundheitsblatt, 45,* 234–239.

Lemerise, E. A., Arsenio, W. F. (2000). An integrated model of emotion processes and cognition in social information processing. *Child Development, 71,* 107–118.

Lister-Sharp, D., Chapman, S., Stewart-Brown, S., Sowden, A. (1999). Health promoting schools and health promotion in schools: two systematic reviews. *Health Technology Assessment, 3,* 22.

Löwisch, D. (2000). *Kompetentes Handeln.* Darmstadt: Wissenschaftliche Buchgesellschaft.

Lohaus, A., Domsch, H. (Hrsg.) (2009). *Psychologische Förder- und Interventionsprogramme für das Kinder und Jugendalter.* Heidelberg: Springer.

Loss, J., Eichhorn, C., Reisig, V., Wildner, M., Nagel, E. (2007). Qualitätsmanagement in der Gesundheitsförderung. Entwicklung eines multidimensionalen Qualitätssicherungsinstruments für eine landesweite Gesundheitsinitiative. *Prävention & Gesundheitsförderung, 2,* 199–206.

Mangham, L. J., Hanson, K. (2010). Scaling up in international health. What are the key issues? *Health Policy and Planning, 25,* 85–96.

Mansel, J., Hurrelmann, K. (1994). *Alltagsstreß bei Jugendlichen. Eine Untersuchung über Lebenschancen, Lebensrisiken und psychosoziale Befindlichkeit im Statusübergang.* Weinheim: Juventa.

Mau, I., Messer, S., Schemm, K. von (2007). Schulabsentismus – ein neuer Blick auf ein altes Phänomen. *Neue Kriminalpolitik, 04/2007,* 122–125.

Michaelsen-Gärtner, B., Witteriede, H. (2010). Schulische Gesundheitsinterventionen und Qualitätsentwicklung: ein systematischer Überblick. In P. Paulus (Hrsg.), *Bildungsförderung durch Gesundheit. Bestandsaufnahme und Perspektiven für eine gute gesunde Schule* (S. 111–144). Weinheim: Juventa.

Mielck, A. (2003). Projekte für mehr gesundheitliche Chancengleichheit – Bei welchen Bevölkerungsgruppen ist der Bedarf besonders groß? In BZgA (Hrsg.), *Gesundheitsförderung für sozial Benachteiligte. Aufbau einer Internetplattform zur Stärkung der Vernetzung der Akteure,* Reihe: Forschung und Praxis der Gesundheitsförderung, Bd. 22 (S. 10–19). Köln: BZgA.

Mielck, A. (2005). *Soziale Ungleichheit und Gesundheit. Einführung in die aktuelle Diskussion.* Bern: Hans Huber.

Mihalic, S. (2004). The importance of implementation fidelity. *Emotional & Behavioral Disorders in Youth, 4,* 83–105.

Ministerium für Schule und Weiterbildung des Landes NRW (2006). *Qualitätstableau für die Qualitätsanalyse an Schulen in Nordrhein-Westfalen.* Verfügbar unter: http://tinyurl.com/bhuslgw, Zugriff am 21.02.2013.

Mittag, W., Jerusalem, M. (1997). Evaluation von Präventionsprogrammen. In R. Schwazer (Hrsg.), *Gesundheitspsychologie. Ein Lehrbuch* (S. 595–611). Göttingen: Hogrefe.

Molleman, G., Peters, L., Hommels, L., Ploeg, M. (2003). *Health Promotion Effect Management Instrument Preffi 2.0.* Verfügbar unter: http://tinyurl.com/a7hqkdu, Zugriff am 21.02.2013.

Müller, M., Danielzik, S., Pust, S. (2005). School- and family-based interventions to prevent overweight in children. *Proceedings of the Nutrition Society, 64,* 249–254.

Murray, B., Low, B. J., Hollis, Ch., Cross, A. W., Davis, S. M. (2007). Coordinated school health programs and academic achievement: A systematic review of the literature. *Journal of school health, 77,* 589–600.

Nation, M., Crusto, C., Wandersmann, A., Kumpfer, K. L., Seybolt, D., Morrissey-Kane, C., Davino K. (2003). What works in prevention. Principles of effective prevention programs. *American Psychologist, 58,* 449–456.

Neuendorf, K. A. (2002). *The Content Analysis Guidebook.* Thousand Oaks: Sage.

Niedersächsisches Kultusministerium (Hrsg.) (1998). *Schulprogrammentwicklung und Evaluation in Niedersachsen – Stand, Perspektiven und Empfehlungen.* Verfügbar unter: http://tinyurl.com/cy42xq4, Zugriff am 21.02.2013.

Niedersächsisches Kultusministerium (Hrsg.) (2006). *Orientierungsrahmen Schulqualität in Niedersachsen.* Verfügbar unter: http://tinyurl.com/crvs2nm, Zugriff am 21.02.2013.

Nieskens, B., Heinold, F., Paulus, P. (2011). *Gemeinsam(es) Lernen mit Gefühl. Eine Ressource zur Förderung sozial-emotionaler Kompetenzen für die Primarstufe.* Lüneburg: Leuphana Universität Lüneburg.

Nilshon, I., Schminder, C. (2008). *Die gute gesunde Schule gestalten. Stationen auf dem Weg der Schulprogrammentwicklung.* Gütersloh: Bertelsmann.

Nitsch, M., Waldherr, K. (2011). Evaluation von Gesundheitsfördernden Schulen. *Prävention und Gesundheitsförderung, 6,* 249–254.

Nutbeam, D. (1998). Evaluating health promotion – progress, problems and solutions. *Health Promotion International, 13,* 27–44.

Nutbeam, D. (2000). Health literacy as a public health goal: A challenge for contemporary health education and communication strategies into the 21st century. *Health Promotion International, 15,* 259–267.

Oatis, M. D. (2002). Psychosomatic Illness in Children and Adolescents. *Child Study Center Letter, 6* (3).

OECD (2005). *Definition und Auswahl von Schlüsselkompetenzen. Zusammenfassung.* Verfügbar unter: http://tinyurl.com/7p7a8ds, Zugriff am 21.02.2013.

Øvretveit, J. (1996). Quality in health promotion. *Health Promotion International, 11,* 55–62.

Øvretveit, J. (2002). *Evaluation gesundheitsbezogener Interventionen.* Bern: Hans Huber.

Pasche, S., Schrappe, M. (2001). Qualitätsmanagement: Begriffe und Konzept. *Medizinische Klinik, 96,* 497–502.

Paulus, P. (2003). Schulische Gesundheitsförderung – vom Kopf auf die Füße gestellt. Von der gesundheitsfördernden Schule zur »guten gesunden Schule«. In K. Aregger, U. Lattmann (Hrsg.), *Gesundheitsfördernde Schule – eine Utopie? Konzepte, Praxisbeispiele, Perspektiven* (S. 93–114). Luzern: Sauerländer.

Paulus, P. (2009). *Anschub.de – ein Programm zur Förderung der guten gesunden Schule.* Münster: Waxmann.

Paulus, P. (Hrsg.) (2010). *Bildungsförderung durch Gesundheit. Bestandsaufnahme und Perspektiven für eine gute gesunde Schule.* Weinheim: Juventa.

Paulus, P., Michaelsen-Gärtner, B. (2008). *Referenzrahmen schulischer Gesundheitsförderung. Gesundheitsqualität im Kontext der Schulqualität. Handreichungen mit Indikatorenlisten und Toolbox.* Bonn: BMG.

Petermann, F., Schmidt, M. H. (2006). Ressourcen – ein Grundbegriff der Entwicklungspsychologie und Entwicklungspsychopathologie? *Kindheit und Entwicklung, 15,* 118–127.

Peters, L. W. H., Leurs, M. T. W., Keijsers, J. F. E. M., Schaalma, H. P. (2004). Development of the SchoolBeat quality checklist for healthy school interventions. In M. Leurs (Ed.), *A collaborative approach to tailored whole-school health promotion* (S. 69–81). Enschede: Ipskamp.

Puhl, R. M., Latner, J. D. (2007). Stigma, obesity, and the health of the nation's children. *Psychological Bulletin, 133,* 557–580.

quint-essenz (2008). *Glossar.* Verfügbar unter: http://tinyurl.com/2cpyaf3, Zugriff am 21.02.2013.

quint-essenz (2012). *Qualitätskriterien für Projekte. Version 5.1.* Verfügbar unter: http://tinyurl.com/c2avmr9, Zugriff am 21.02.2013.

Ravens-Sieberer, U., Wille, N., Bettge, S., Erhart, M. (2007). Psychische Gesundheit von Kindern und Jugendlichen in Deutschland: Ergebnisse aus der BELLA-Studie im Kinder- und Jugendgesundheitssurvey (KiGGS). *Bundesgesundheitsblatt, 50* (5–6), 871–878.

Ricking, H. (1999). Schulische Handlungsstrategien bei Schulabsentismus. In H. Buchen, L. Horster, H. G. Rolff (Hrsg.), *Schulleitung und Schulentwicklung* (S. 1–15). Berlin: Raabe Verlag.

Roeser, R. W., Eccles, J. S., Strobel, K. R. (1998). Linking the study of schooling and mental health: Selected issues and empirical illustrations at the level of the individual. *Educational Psychologist, 33,* 153–176.

Rohrbach, L. A., Graham, J. W., Hansen, W. B. (1993). Diffusion of a school based substance abuse prevention program: Predictors of program implementation. *Preventive Medicine, 22,* 237–260.

Rosenbrock, R. (1995). Public Health als soziale Innovation. *Das Gesundheitswesen, 57,* 140–144.

Rosenbrock, R. (2004). Evidenzbasierung und Qualitätssicherung in der gesundheitsbezogenen Prävention. *Zeitschrift für Evaluation, 01/2004,* 71–80.

Rosenbrock, R., Hartung, S. (2011). Settingansatz/Lebensweltansatz. In BZgA (Hrsg.), *Leitbegriffe der Gesundheitsförderung und Prävention. Glossar zu Konzepten, Strategien und Methoden, Neuausgabe* (S. 301–304). Gamburg: Verlag für Gesundheitsförderung.

Rothgang, H., Salomon, T. (2009). Die ökonomische Evaluation von Gesundheitsförderung und Prävention. In P. Kolip, V. E. Müller (Hrsg.), *Qualität von Gesundheitsförderung und Prävention* (S. 345–362). Bern: Hans Huber.

Ruckstuhl, B. (2009). Ein Gesamtrahmen für die Qualitätsentwicklung in Gesundheitsförderung und Prävention. In P. Kolip, V. E. Müller (Hrsg.), *Qualität von Gesundheitsförderung und Prävention* (S. 75–95). Bern: Hans Huber.

Ruckstuhl, B., Abel, T. (2001). Ein Modell zur Typisierung von Ergebnissen der Gesundheitsförderung. *Prävention, 24,* 35–38.

Ruckstuhl, B., Kolip, P., Gutzwiller, F. (2001). Qualitätsparameter in der Prävention. In M.-L. Dierks, Walter, U., I. Windel, F. W. Schwartz (Hrsg.), *Qualitätsmanagement in Gesundheitsförderung und Prävention. Grundsätze, Methoden und Anforderungen* (S. 38–50). Köln: BZgA.

Ruckstuhl, B., Somaini, B., Twisselmann, W. (1997). *Förderung der Qualität in Gesundheitsprojekten. Der Public Health Action Cycle als Arbeitsinstrument.* Zürich u. Bern: Institut für Sozial- und Präventivmedizin, Bundesamt für Gesundheit.

Ruckstuhl, B., Studer, H., Somaini, B. (1998). Eine Qualitätskultur für die Gesundheitsförderung! *Sozial- und Präventivmedizin, 43,* 221–228.

Rychen, D. S. (2008). OECD Referenzrahmen für Schlüsselkompetenzen – ein Überblick. In I. Bormann, G. de Haan (Hrsg.), *Kompetenzen der Bildung für nachhaltige Entwicklung. Operationalisierung, Messung, Rahmenbedingungen, Befunde* (S. 15–22). Wiesbaden: VS Verlag.

Sabo, P. (2003). Projekte/Projektmanagement. In BZgA (Hrsg.), *Leitbegriffe der Gesundheitsförderung. Glossar zu Konzepten, Strategien und Methoden in der Gesundheitsförderung* (4. Aufl., S. 186–189). Schwabenheim a. d. Selz: Peter Sabo.

Satow, L. (2001). Immer ein prima Unterrichtsklima? *Unterrichten/Erziehen. Die Zeitschrift für kreative Lehrerinnen und Lehrer, 20,* 308–311.

Scheithauer, H., Petermann, F. (1999). Zur Wirkungsweise von Risiko- und Schutzfaktoren in der Entwicklung von Kindern und Jugendlichen. *Kindheit und Entwicklung, 8,* 3–14.

Schick, A. (2010). *Effektive Gewaltprävention. Evaluierte und praxiserprobte Konzepte für Schulen.* Göttingen: Vandenhoeck & Ruprecht.

Schilling, J. (2005). *Didaktik/Methodik Sozialer Arbeit* (4., überarb. Aufl.). München: Reinhardt.

Schumacher, L. (2012). Wege zu einer guten gesunden Schule – Gesundheitsförderung durch Organisationsentwicklung. In DAK Gesundheit & Unfallkasse NRW (Hrsg.), Handbuch Lehrergesundheit. Impulse für die Entwicklung guter gesunder Schulen (97–128). Köln: Carl Link.

Schwarzer, R. (2004). *Psychologie des Gesundheitsverhaltens. Einführung in die Gesundheitspsychologie* (3. Aufl.). Göttingen: Hogrefe.

Sekretariat der Ständigen Konferenz der Kultusminister der Länder in der Bundesrepublik Deutschland (2012). *Empfehlung zur Gesundheitsförderung und Prävention in der Schule* (Beschluss der Kultusministerkonferenz vom 15.11.2012). Verfügbar unter: http://tinyurl.com/a9v2f97, Zugriff am 21.02.2013.

Sekretariat der Ständigen Konferenz der Kultusminister der Länder in der Bundesrepublik Deutschland (2012). *Schulgesetze der Länder in der Bundesrepublik Deutschland.* Verfügbar unter: http://tinyurl.com/26gjfsw, Zugriff am 21.02.2013.

Sens, B., Fischer, B., Bastek, A., Eckardt, J., Kaczmarek, D., Paschen U., Pietsch, B., Rath, S., Ruprecht, T., Thomeczek, C., Veit, C., Wenzlaff, P. (2007). *Begriffe und Konzepte des Qualitätsmanagements* (3. Aufl.). Deutsche Gesellschaft für Medizinische Informatik, Biometrie und Epidemiologie, 3 (1): Doc05.

Shore, S. M., Sachs, M. L., Lidicker, J. R., Brett, S. N., Wright, A. R., Libonati, J. R. (2008). Decreased scholastic achievement in overweight middle school students. *Obesity, 16,* 1535–1538.

Sieland, B. (2006). Veränderungspotenziale und Veränderungshindernisse am Beispiel der Gesundheitsförderung im Schulkollegium. In DAK, BUK, GUV-WL (Hrsg.), *Handbuch Lehrergesundheit* (S. 75–109). Hamburg, München, Münster: DAK, BUK, GUV-WL.

Simon, W. (2001). Die Qual der Wahl – das »richtige« Qualitätsmanagement für die Gesundheitsförderung. In M.-L. Dierks, Walter, U., I. Windel, F. W. Schwartz (Hrsg.), *Qualitätsmanagement in Gesundheitsförderung und Prävention. Grundsätze, Methoden und Anforderungen* (S. 113–128). Köln: BZgA.

Simovska, V., Dadaczynski, K., Grieg Viig, N., Tjomsland, H., Bowker, S., Woynarowska, B., de Ruiter, S., Buijs, G. (2010). *HEPS Tool for School. A guide for school policy vevelopment on healthy eating and physical activity.* Woerden: NIGZ.

Simovska, V., Jensen, B. B. (2009). Conceptualizing participation – the health of children and young people. Denmark: WHO Regional Office for Europe.

Singh, A., Uijtdewilligen, L., Twisk, J. W. R., van Mechelen, W., Chinapaw, M. J. M. (2012). Physical activity at school. A systematic review of the literature including a quality *assessment*. *Archives of Pediatrics & Adolescent Medicine, 166,* 49–55.

Smedley, B., Syme, L. (2000). *Promoting health: intervention strategies from social and behavioural research.* Washington: National Academy Press.

Soellner, R., Huber, S., Lenartz, N., Rudinger, G. (2009). Gesundheitskompetenz – ein vielschichtiger Begriff. *Zeitschrift für Gesundheitspsychologie, 17,* 105–113.

Stern, C., Ebel, E., Müncher, A. (Hrsg.) (2008). *Bessere Qualität in allen Schulen Praxisleitfaden zur Einführung des Selbstevaluationsinstruments SEIS in Schulen* (3. Aufl.). Gütersloh: Bertelsmann.

Stewart-Brown, S. (2006). *What is the evidence on school health promotion in improving health or preventing disease and, specifically, what is the effectiveness of the health promotion schools approach?* Copenhagen, WHO Regional Office for Europe. Verfügbar unter: http://tinyurl.com/2cje768, Zugriff am 21.02.2013.

Suhrcke, M., de Paz Nieves, C. (2011). *The impact of health and health behaviours on educational outcomes in high-income countries: a review of the evidence.* Copenhagen: WHO Regional Office for Europe.

Taras, H. (2005). Physical Activity and Student Performance at School. *Journal of School Health, 75,* 214–218.

Trojan, A. (2001). Qualitätsentwicklung in der Gesundheitsförderung. In BZgA (Hrsg.), *Qualitätsmanagement in Gesundheitsförderung und Prävention* (S. 51–72). Köln: BZgA.

Troschke von, J. (1993). Qualitätssicherung in der Prävention und Gesundheitsförderung. *Prävention, 16,* 4–8.

Vopel, K. W. (2012). *Meinen Weg finden, Übungen und Interaktionsspiele für Schule und Jugendarbeit* (Bde. 1 und 2). Salzhausen: iskopress.

Waller, H. (2007). *Sozialmedizin: Grundlagen und Praxis* (6. Aufl.). Stuttgart: Kohlhammer.

Walter, U., Schwartz, F. W., Hoepner-Stamos, F. (2001). Zielorientiertes Qualitätsmanagement und aktuelle Entwicklungen in Gesundheitsförderung und Prävention. In M.-L. Dierks, Walter, U., I. Windel, F. W. Schwartz (Hrsg.), *Qualitätsmanagement in Gesundheitsförderung und Prävention. Grundsätze, Methoden und Anforderungen* (S. 18–37). Köln: BZgA.

Warschburger, P. (2005). *The unhappy obese child. International Journal of Obesity, 29,* 127–129.

Wells, J., Barlow, J., Stewart-Brown, S. (2003). A systematic review of universal approaches to mental health promotion in schools. *Health Education, 103,* 197–220.

WHO (1994). *Life skills education in schools.* Geneva: WHO.

WHO (1998). *Health Promotion Glossary.* Geneva: WHO.

WHO (2007). *Mental health: strengthening mental health promotion.* Fact sheet N°220. Verfügbar unter: http://tinyurl.com/27he69d, Zugriff am 21.02.2013.

Wiechmann, J. (2000) (Hrsg.). *Zwölf Unterrichtsmethoden* (2. Aufl.). Weinheim: Beltz.

Winkler-Metzke, C., Steinhausen, H.-C. (2001). Merkmale der Schulumwelt und psy-chische Befindlichkeit. *Zeitschrift für Entwicklungspsychologie und Pädagogische Psychologie, 33,* 30–41.

Witteriede, H. (2010). *Glossar zum Themenfeld Gesundheit – Bildung – Entwicklung* (hrsg. von »die initiative« in der Schriftenreihe »ZAG Forschungs- und Arbeitsberichte«, Bd. 26, 2. Aufl.). Lüneburg: Zentrum für Angewandte Gesundheitswissenschaften (ZAG). Verfügbar unter: http://tinyurl.com/cs2on32, Zugriff am 21.02.2013.

Witteriede, H., Michaelsen-Gärtner, B. (2012). *Selbst 1.0 – Selbsteinschätzung zur Schulentwicklung mit psychischer Gesundheit: Eine Arbeitshilfe für Ganztagsschulen* (hrsg. auf CD-ROM zur Dokumentation 07 »Auf zur guten gesunden Ganztagsschule« der Deutschen Kinder- und Jugendstiftung. Erschienen in einer Publikationsreihe im Rahmen von »Ideen für mehr! Ganztägig lernen.«). Berlin: DKJS.

Witteriede, H., Paulus, P. (2008). *Teachers in bullying situations (Tibs). Final project report* (In-house publication series »ZAG Forschungs- und Arbeitsberichte« of the Centre for Applied Health

Science, vol. 25). Lueneburg: Centre for Applied Health Sciences, auch verfügbar unter: http://tinyurl.com/c9bofnj, Zugriff am 21.02.2013.

Wirtz, M., Caspar, F. (2002). *Beurteilerübereinstimmung und Beurteilerreliabilität*. Göttingen: Hogrefe.

Wright, M. T., Block, M., Unger von, H. (2009). Partizipative Qualitätsentwicklung. In P. Kolip, V. E. Müller (Hrsg.), *Qualität von Gesundheitsförderung und Prävention* (S. 157–175). Bern: Hans Huber.

Wright, M. T, Block, M., Unger von, H., Kilian, H. (2010). Partizipative Qualitätsentwicklung – eine Begriffsbestimmung. In M. T. Wright (Hrsg.), *Partizipative Qualitätsentwicklung in der Gesundheitsförderung und Prävention* (S. 13–32). Bern: Hans Huber.

12 Stichwortverzeichnis